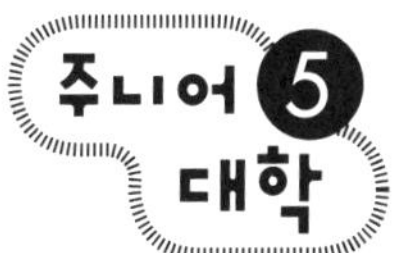

주니어 5
대학

글쓴이 | **김선**

학부와 석사 과정에서 약학을, 박사 과정에서 보건학을 전공했다. 보건대학원에 입학하기 전에는 작은 약국의 약사로 근무하기도 했고, 보건복지부 의약품 정책과에서 의약품 안전 관리 업무를 하기도 했다. 「의약품 생산·공급 체제의 공공성 분석」이라는 제목의 학위 논문으로 보건대학원을 졸업한 뒤 민간 독립 연구소인 '시민건강연구소'의 건강정책연구센터장으로 일하고 있다. 지은 책으로 『우리는 모두 건강할 권리가 있다!』가 있다.

그린이 | **이경석**

만화가이자, 일러스트레이터이다. 톡톡 튀는 남다른 이야기를 찾고자 오늘도 작업에 열중하고 있다. 그린 책으로 『최무선』, 『김구』, 『방정환』, 『장영실』, 『안녕, 외계인』, 『빨간 날이 제일 좋아!』, 『오메, 돈 벌자고?』 등이 있으며, 쓰고 그린 책으로 『을식이는 재수 없어』, 『좀비의 시간』, 『전원교향곡』, 『속주패왕전』 등이 있다.

주니어 대학 **5** 신약 개발의 비밀을 알고 싶니? | **약학**

1판 1쇄 펴냄 · 2013년 4월 19일 1판 9쇄 펴냄 · 2019년 8월 23일

지은이	김선
그린이	이경석
펴낸이	박상희
편집장	박지은
기획·편집	이해선
펴낸곳	(주)비룡소
출판등록	1994.3.17.(제16-849호)
주소	06027 서울시 강남구 도산대로1길 62 강남출판문화센터 4층
전화	영업 02)515-2000 팩스 02)515-2007 편집 02)3443-4318,9
홈페이지	www.bir.co.kr
디자인	오진경, 선나리
제품명	어린이용 반양장 도서
제조자명	(주)비룡소
제조국명	대한민국
사용연령	3세 이상

ⓒ 김선, 2013. Printed in Seoul, Korea.

ISBN 978-89-491-5355-1 44510 · 978-89-491-5350-6(세트)

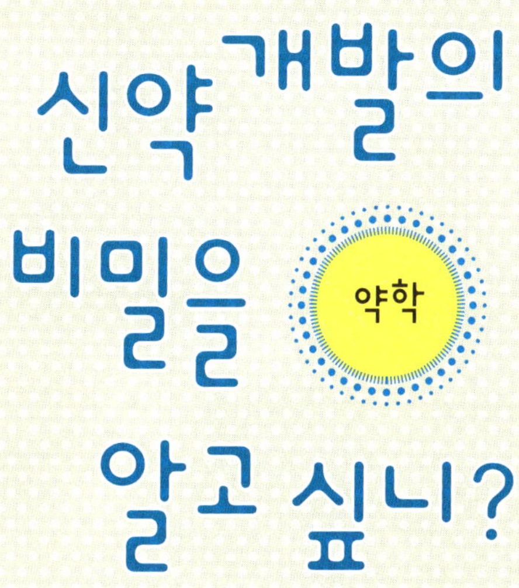

신약 개발의 비밀을 알고 싶니?

약학

김선 글   이경석 그림

비룡소

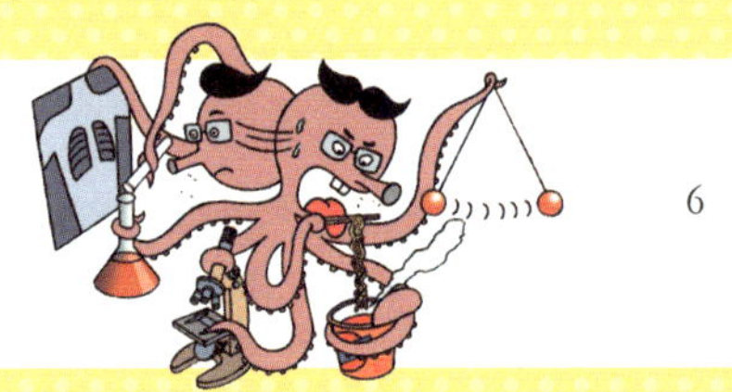

1부   신비한 약의 세계

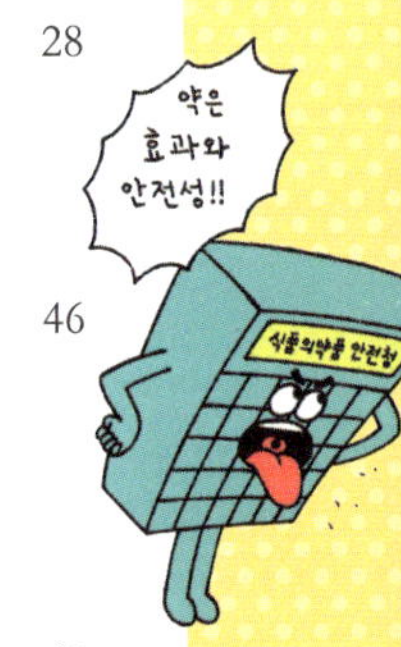

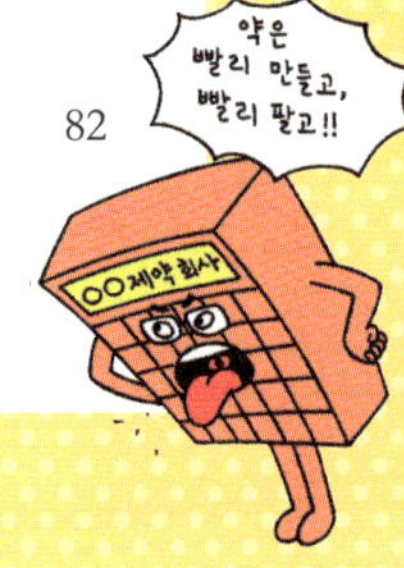

1950년대에 탈리도마이드라는 약이 개발되어 임산부들의 입덧을 가라앉히는 데 쓰였어. 그런데 나중에 알고 보니 태아에게 기형을 일으키는 심각한 부작용이 있었지. 전 세계에서 1만 명이 넘는 아기들이 팔다리가 제대로 만들어지지 않은 채 태어났어. 결국 탈리도마이드는 세상에서 모습을 감추게 되었어. 그런데 수십 년이 지난 지금, 그렇게 무시무시한 약, 탈리도마이드가 다시 사용되고 있어. 어떻게 된 일일까?

1993년 미국 하버드 대학교 병원의 안과 의사 다마토는 습성 황반 변성이라는 병을 연구하고 있었어. 눈의 망막 중심 부위를 황반이라 하는데, 습성 황반 변성은 여기에 혈관이 비정상적으로 자라서 생기는 병이야. 치료를 받지 않으면 시력을 잃을 수 있지. 다마토는 습성 황반 변성을 치료하기 위해 혈관의 형성을 억제하는 물질을 찾다가 탈리도마이드를 떠올렸어. 탈리도마이드가 혈관 형성을 억제하기 때문에 임산부 몸속의 아기에게 기형을 일으킨 게 아닐까 추측한 거지. 다마토는 동물 실험으로 탈리도마이드가 정말로 혈관 형성을 억제한다는 것을 밝혀냈어. 하지만 환자를 대상으로 한 실험은 여러 가지 부작용으로 인해 중단되고 말았지.

그 뒤 탈리도마이드는 여러 종류의 암에도 시험되었어. 암세포가 자라는 데에도 혈관 형성이 중요한 역할을 하거든. 탈리도마이드는 암의 일종인 다발성 골수종의 치료에 효과를 나타냈고, 2006년부터 치료약으로 사용되고 있어. 탈리도마이드의 분자 구조를 조금 바꿔 효과는 좋고 부작용은 적은 또 다른 약이 개발되기도 했지.

탈리도마이드는 임산부가 먹었을 때는 태아에게 기형을 일으키는 심각한 부작용이 있지만, 아기를 가지지 않은 여성이나 남성에서는 이러한 부작용이 문제가 되지 않아. 그 때문에 탈리도마이드는 위험성에도 불구하고 다시 세상에 불려 나온 거야. 단 임산부나 임신할 가능성이 있는 여성은 절대 먹지 않도록 이 약은 철저히 관리되고 있어. 탈리도마이드의 예는 약학자들 사이에서 자주 오르내리는 이야기야. 신약 개발을 고민하는 입장에서는 자칫 버려질 뻔했던 약을 성공적으로 살려낸 경우라고 평하지.

탈리도마이드가 다시 사용되는 것을 보면, 약은 효과와 부작용, 그로 인해 얻는 것과 잃는 것을 저울질해서 사용할지 말지 결정된다는 것을 알 수 있어. 2006년 당시 마땅한 치료약이 없어서 죽어 갔던 다발성 골수종 환자들에게 탈리도마이드의 재발견은 정말 기쁜 소식이었어. 하지만 1950년대 탈리도마이드 사고의 피해자들은 여전히 탈리도마이드의 위험성을 경고하고 있어. 실제로 최근 일부 나라에서는 위험성을 모른 채 이 약을 먹고서 수십 명의 피해자가 생겨났다고 해.

모든 약은 편리하고 유익한 만큼 위험하고 피해를 줄 가능성이 있어. 그러니 약에 지나치게 의존하거나 약을 만만하게 생각하지 않아야 해. 그러려면 약에 대해 잘 알고 현명하게 약을 사용해야겠지? 약학은 바로 약을 만들고, 사용하기 위한 지식과 기술에 관한 학문이야. 약이란 대체 어떻게 만들어지고 우리 몸에서 어떻게 작용하는 건지, 이제 그 비밀을 배우러 떠나 볼까?

1부

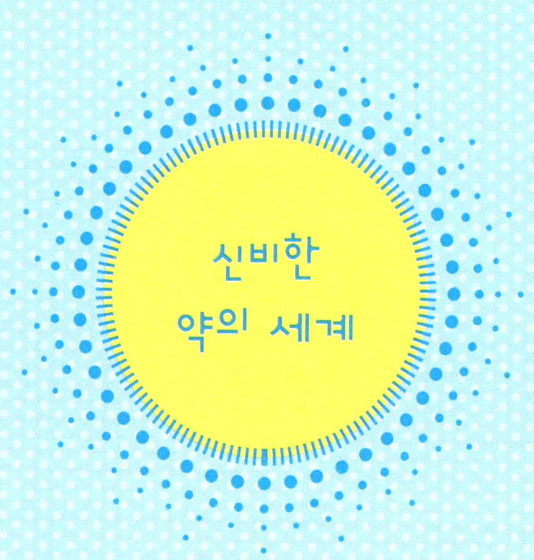

약만 먹는다고 병이 나을까?

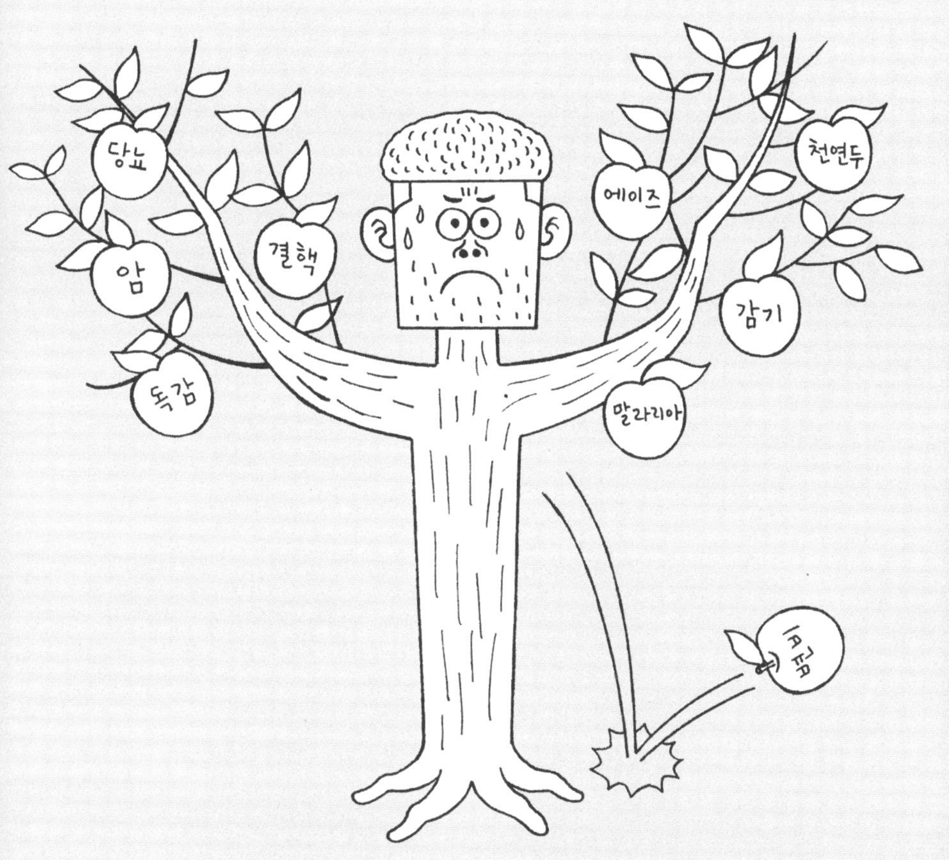
당뇨
암
결핵
독감
에이즈
천연두
감기
말라리아
페스트

건강하다는 것과

병이
들었다는 것

　　한때 전 세계 사망 원인의 10퍼센트를 차지했던
천연두라는 병이 있었어. 천연두 바이러스에 감염되어 걸리는 천
연두는 환자의 입이나 코, 목구멍 분비물을 통해 전염돼. 지금으
로부터 3,000여 년 전에 죽은 이집트 람세스 5세의 미라에서도 천
연두를 앓았던 흔적을 찾을 수 있을 정도로 병의 역사가 오래되
었지. 18세기 유럽에서는 매년 40만 명이 천연두로 목숨을 잃었고,
이웃 나라 일본에서도 한때 천연두의 유행으로 인구의 3분의 1이
죽기도 했으니, 무시무시한 병이었음에 틀림없어.

　　하지만 1796년에 영국의 의사 에드워드 제너가 소 천연두(우두)
에 걸린 소에서 나온 물질을 사람의 몸에 주입하면 천연두에 대

한 면역력이 생겨나는 '우두법'을 발명했고, 이후 국제 보건 기구 등의 노력으로 예방법이 효과적으로 보급되면서 이제는 사실상 지구상에서 사라졌어.

천연두와는 정반대로, 에이즈(후천 면역 결핍증)는 1980년대 초에 새롭게 나타난 병이야. 인간 면역 결핍 바이러스에 감염되어 걸리는데, 처음 발견되었을 때는 죽음에 이르는 병으로 여겨졌어. 이 바이러스는 우리 몸의 면역을 담당하는 세포를 공격하기 때문에 감염되면 면역 기능이 떨어져. 치료를 받지 않으면 각종 세균이나 바이러스 감염병, 암 등에 걸려 죽게 되지.

하지만 인간 면역 결핍 바이러스가 늘어나는 것을 막는 약들이 개발되면서 이제는 에이즈도 고혈압이나 당뇨병처럼 관리가 가능한 병이 되었어. 완전한 치료법이나 바이러스에 대한 면역이 생기게 하는 약은 여전히 연구 중이지만 말이야.

천연두나 에이즈 사례처럼 병과 병에 대한 사람들의 생각은 시대에 따라 변화해 왔어. 천연두처럼 과거에 수많은 사람의 목숨을 앗아간 무시무시한 병이었지만 이제는 아예 사라진 병이 있는가 하면, 과거에는 존재하지 않았던 에이즈와 같은 병이 어느 순간 나타나 많은 사람을 두려움에 떨게 하기도 하지.

이렇게 특별한 병에 대해서뿐만 아니라, 병과 건강에 대한 기본적인 생각 또한 시대와 지역에 따라 달랐어. 선사 시대의 원시인들

 주니어 대학

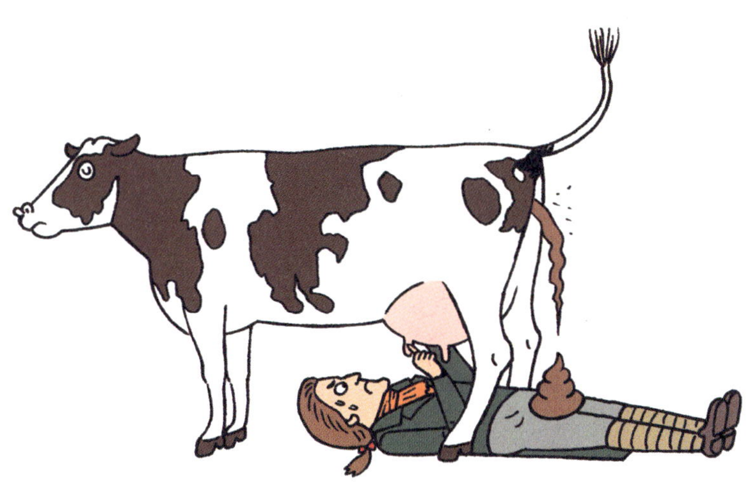

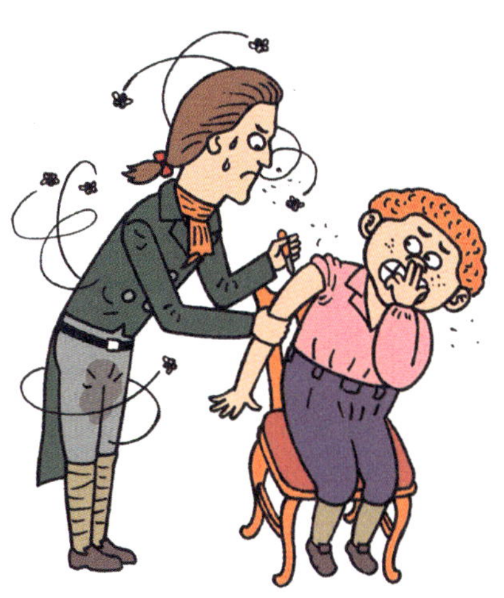

은 정령(만물에 깃들어 있는 신령스러운 기운 또는 혼령)이 병을 일으킨다고 생각했어. 정령이 배 속에 들어오면 배탈이 나고, 머릿속에 들어오면 두통이 일어난다는 식이었지.

고대 그리스에서 합리적 사고가 발달하면서 병에 대한 생각에도 변화가 일어났어. '의학의 아버지'라고 불리는 히포크라테스는 병을 정령이 일으키는 초자연적인 현상이 아니라 몸의 조화와 균형이 깨져서 생겨나는 자연적인 현상으로 설명한 최초의 인물이야. 즉 병은 정령이나 신이 내린 형벌이 아니라 환경적 요인, 식사, 생활 습관 등으로 인해 생겨난다는 거지. 한의학을 비롯한 아시아 전통 의학에서는 여전히 몸의 조화와 균형을 중요하게 생각해.

해부학과 생리학, 미생물학이 발달하자 현대인들은 인간의 몸을 마치 기계와 같이 이해하게 되었어. 몸의 어느 한 부분이 고장 나서 병에 걸리고, 그 부분만 고치면 곧 건강을 되찾을 수 있다고 생각한 거야. 이러한 생각은 미생물에 의해 감염되는 병에는 비교적 잘 맞아떨어졌어. 예를 들어 어떤 세균이나 바이러스에 감염되어 병에 걸렸다면, 그 세균이나 바이러스를 몸에서 없애면 병을 치료할 수 있었거든.

하지만 고혈압이나 당뇨병과 같은 병에는 이런 생각이 잘 들어맞지 않아. 예컨대 고혈압의 원인은 나이나 가족력과 같이 스스로의 힘으로 어쩔 수 없는 것들부터 비만, 운동 부족, 흡연, 소금 과

　　　주니어 대학

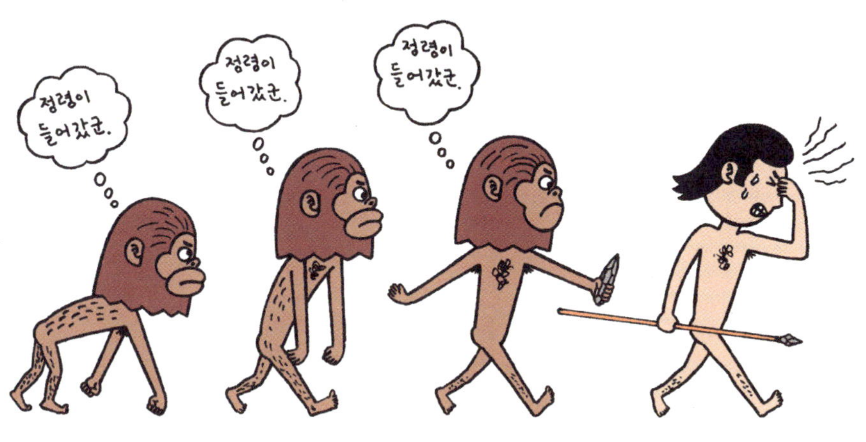

정령이
들어갔군.
정령이
들어갔군.
정령이
들어갔군.

다 섭취, 음주, 스트레스와 같이 노력에 따라 조절 가능한 것들까지 다양해.

정상 혈압의 기준 또한 지금은 확장기 혈압이 80밀리미터 머큐리(mmHg) 미만이고 수축기 혈압이 120밀리미터 머큐리 미만인 경우를 정상으로 보지만, 1980년대에는 확장기 혈압이 85밀리미터 머큐리 미만이고 수축기 혈압이 140밀리미터 머큐리 미만이면 정상으로 보았지. 지금보다 덜 엄격한 기준을 사용한 거야.

고혈압 사례에서 보듯이 병을 일으키는 원인이 다양하기 때문에 어느 원인 한 가지만 없애서는 병을 치료할 수 없을 뿐만 아니라, 병에 걸린 상태와 건강한 상태를 딱 잘라 구분할 수도 없어.

이러한 과정을 통해 오늘날에는 병과 건강을 연속된 상태로 이해하고 있어. 우리 몸은 외부 환경과 끊임없이 일정한 영향을 주고받으며 건강을 유지하거나, 병이 들기도 한다는 거지. 여기서 외부 환경이라는 것은 질병을 일으키는 세균이나 바이러스는 물론, 사회 환경과 자연 환경까지를 모두 아우르는 개념이야.

주니어 대학

추워도
더워도

체온은 똑같아

　감기 바이러스는 우리 주변에 항상 있어. 우리 몸이 바이러스를 방어할 만큼의 힘을 가지고 있을 때는 감기에 걸리지 않지. 하지만 잠이 부족하거나 영양이 부족하면, 방어할 수 있는 힘이 약해져 감기에 걸리고는 해. 감기에 걸렸을 때 잘 먹고 푹 쉬면 금방 나을 수 있지만, 그러지 않으면 쉽게 낫지 않아. 심지어 몸이 더 약해져서 다른 세균에 감염되어 폐렴이나 중이염에 걸리기도 하지. "감기는 밥상머리에서 물러간다."는 속담이 있는데, 밥만 잘 먹어도 감기는 절로 나을 수 있다는 뜻이야.

　이렇게 우리 몸이 세균이나 바이러스와 같은 외부 물질에 대해 저항할 수 있는 능력을 '면역력'이라고 해. 우리 몸의 백혈구가 그 역할을 담당하지. 면역력에는 태어날 때부터 가지고 있는 것과 태어난 이후에 생기는 것, 두 가지가 있어. 태어날 때부터 가지고 있는 면역력은 여러 병에 대해서 기본적인 방어 작용을 하지.

한편 태어난 이후에 생기는 면역력이란, 어떤 외부 물질에 한 번 맞서 싸우고 나서 백혈구의 일종인 T 세포와 B 세포가 이를 기억하고 준비해 뒀다가 다음번에 같은 물질이 몸에 들어올 때 더 빠르고 강력하게 싸울 수 있는 걸 말해. 가령 홍역을 한 번 앓고 나면 평생 다시 걸리지 않는 것이 이러한 면역력 덕분이야.

한편 우리 몸은 체온, 혈압, 혈당량(혈액 속에 포함된 당의 양), 산소, 물과 같은 조건들이 일정하게 유지되어야 제대로 기능을 할 수 있어. 우리 몸의 모든 기능은 36.5도에서 제대로 작동하기 때문에, 체온이 유지되지 않으면 죽음에 이르게 돼. 또 피가 혈관 벽에 가하는 압력이 높아지면 혈관이 터지거나 막히게 되어 위험하지. 하지만 너무 걱정할 필요는 없어. 우리 몸은 외부 환경이 변화하더라도 몸의 상태를 일정하게 유지하려 하거든. 이러한 성질을 '항상성'이라고 해.

예를 들어 날씨가 춥거나 차가운 음식을 먹으면 체온이 떨어지게 되는데, 이런 변화는 뇌로 전달되어 체온을 높이는 작용이 일어나도록 해. 땀이 줄어들고 피부 혈관이 수축해서 열을 간직하는 한편, 몸을 오들오들 떨게 해서 열을 만들어 내지. 반대로 날씨

 주니어 대학

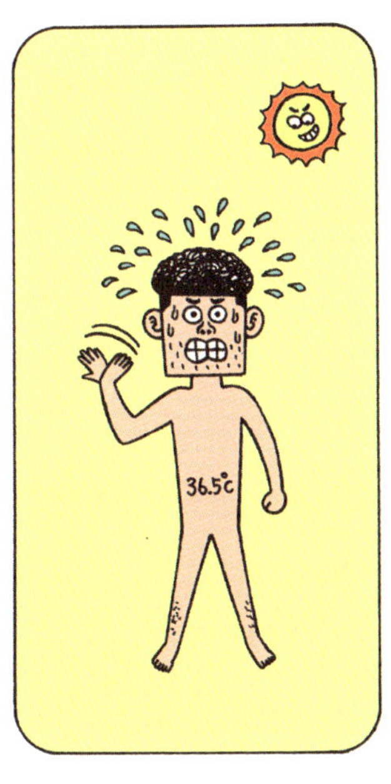

36.5℃

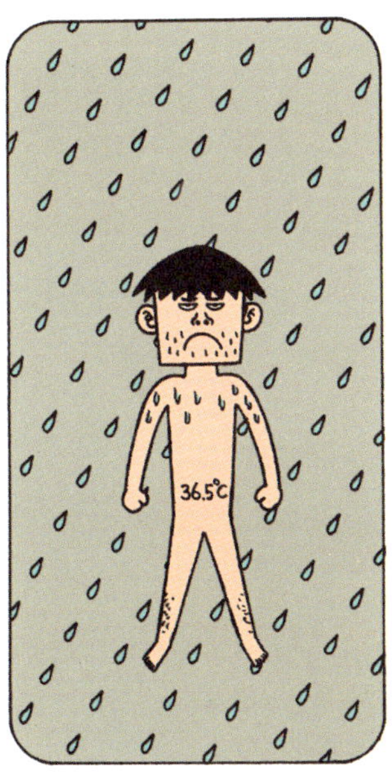

36.5℃

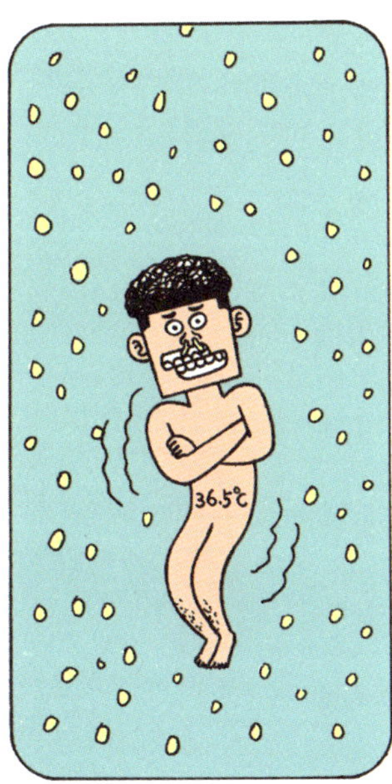

36.5℃

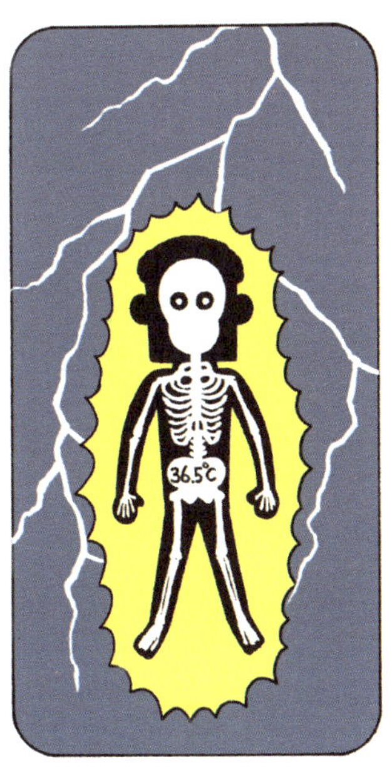

36.5℃

가 덥거나 뜨거운 음식을 먹으면 체온이 높아지게 되는데, 이 또한 뇌로 전달되어 땀을 흘리고 피부 혈관이 팽창하게 해서 체온을 낮추게 되지.

혈압의 경우에는 심장이 한 번 뛸 때 뿜어내는 피의 양이 많아져 혈압이 높아지면, 이것이 신호가 되어 심장이 뛰는 빠르기를 낮춰 혈압이 다시 정상으로 돌아가는 식이지. 이렇게 우리 몸이 항상성을 유지하도록, 변화가 일어난 반대 방향의 작용이 일어나는 것을 '음성 되먹임 기전'이라고 불러. 주로 우리 몸의 호르몬을 통해 이루어져.

주니어 대학

고혈압

치료제는
없을까?

감기에 걸렸을 때 흔히 해열 진통제, 콧물약, 기침약 같은 약들을 먹곤 해. 하지만 이 약들은 증상만 줄여 줄 뿐 감기 바이러스 자체에 대한 효과는 없어. 감기에 안 걸리기 위한 예방 접종 약 역시 없지.

감기와 증상은 비슷하지만 원인 바이러스가 다른 독감의 경우 감기와 달리 치료제도 있고, 예방 접종도 할 수 있어. 독감 치료제는 독감 바이러스가 늘어나는 것을 막거나 바이러스가 우리 몸의 세포 속으로 들어오는 것을 막는 작용을 해.

독감 예방 접종은 독감 바이러스를 약하게 만들어서 미리 우리 몸에 넣어 주고 훈련시키는 거야. 이렇게 예방 접종에 쓰는 약을

'백신'이라고 해. T 세포와 B 세포가 약한 바이러스를 쉽게 물리치고 나면 맞서 싸운 방법을 기억하고 준비할 수 있기 때문에, 실제 강한 독감 바이러스가 우리 몸에 들어왔을 때 잘 싸울 수 있게 되지. 즉 태어난 이후에 생기는 면역력을 활용하는 거야.

그렇다면 왜 매년 독감 예방 접종을 새로 해야 하느냐고? 독감 바이러스가 자기의 모양과 성질을 잘 바꿔서 매년 새로운 바이러스로 나타나기 때문이야.

한편 감기의 경우는 원인 바이러스의 종류가 독감보다 훨씬 많고 그 각각의 모양과 성질이 바뀌기 때문에 치료제나 백신을 개발하는 것이 거의 불가능하다고 해. 하지만 감기는 치료제나 백신이 없이도 쉽게 예방하고, 또 나을 수 있어. 잠을 충분히 자고, 균형 잡힌 식사를 해서 면역력을 높이는 것이 좋은 방법이지.

그렇다면 비-감염병인 고혈압은 어떻게 고치고 예방할까? 고혈압 약은 종류가 다양한데, 각각 다른 방식을 통해 혈압을 낮추는 작용을 해. 오줌의 양을 늘려서 피의 양을 줄이거나, 심장이 뛰는 빠르기를 조절해 뿜어내는 피의 양을 줄이거나, 혈관의 수축을 막는 식이지. 하지만 고혈압 약 역시 근본적인 원인을 없애는 것은 아니야. 물론 고혈압 약을 먹으면 혈압이 정상으로 유지되기 때문에 뇌졸중과 같은 이차적인 병에 걸리는 것은 막을 수 있어. 다만 고혈압의 원인이라고 알려져 있는 비만, 운동 부족, 흡연, 소금 과

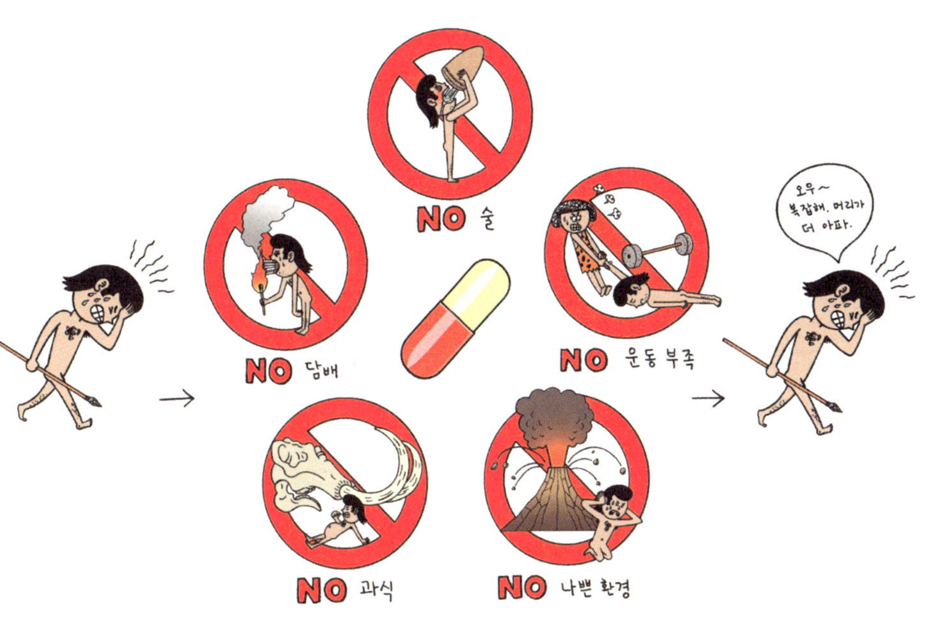
NO 술
NO 담배
NO 운동 부족
NO 과식
NO 나쁜 환경
오우~
복잡해. 머리가
더 아파.

다 섭취, 음주와 같은 생활 습관을 변화시켜 우리 몸의 항상성을 되찾으려는 노력이 반드시 함께 이루어져야 하지.

그렇다면 여기서 문제를 하나 내 볼게. 우리 몸의 면역력이 약해져서 감기에 걸렸다면, 감기의 원인은 약해진 면역력일까, 감기 바이러스일까? 또 우리 몸이 고혈압에 걸리는 원인, 즉 혈압의 항상성이 깨지는 원인은 뭘까? 가족력일까, 생활 습관일까? 생활 습관에 영향을 미치는 사회 환경일까? 사실 병을 일으키는 원인은 다양하고, 원인 하나하나가 단독으로 병을 일으킨다기보다는 여러 가지 원인이 함께 작용한 결과로 병이 생긴다고 볼 수 있어. 따라서 병을 고치거나 예방하려면 다양한 노력이 필요해.

우리는 몸이 아프면 병원에 가고 약을 먹는 것을 당연하게 생각해. 내가 먹는 약이 나의 병을 낫게 해 준다고 생각하지. 하지만 감기나 고혈압의 사례에서 볼 수 있듯이, 약만 먹는다고 해서 병을 근본적으로 치료할 수 있는 것은 아니야. 그보다 약은 우리 몸의 면역력이나 항상성이 잘 작동할 수 있도록 돕는 작용을 하지.

병을 고치거나 예방하기 위해서는 나 혼자만이 아니라 여럿이 함께 노력해야 해. 예컨대 한 반에서 충분한 수의 친구들이 독감 예방 접종을 한다면, 개개인이 독감에 걸리지 않을 수 있고, 교실에서 독감이 유행할 가능성도 낮아져.

또 항생제를 필요 이상 함부로 쓰거나 정해진 시간을 지켜 사

용하지 않으면, 세균이 항생제에 내성(견디는 성질)을 키울 가능성
이 높아져. 이렇게 항생제를 잘못 사용하는 사람이 많아져서 항생
제에 견디는 세균이 많아지면, 그 세균으로 인한 병을 치료하기가
점점 더 어렵게 되고 말이야.

　병이 생기기 전에 예방하기 위해서는 개개인이 균형 잡힌 식사,
금연, 금주, 운동을 할 수 있고, 쾌적한 환경에서 살고, 공부하고, 일
할 수 있도록 하기 위한 사회적인 노력이 무엇보다 중요하지. 약은
병을 고치거나 예방하는 데 중요한 역할을 하지만, 단지 약을 사용
하는 것만으로는 한계가 있다는 사실을 잘 이해할 필요가 있어.

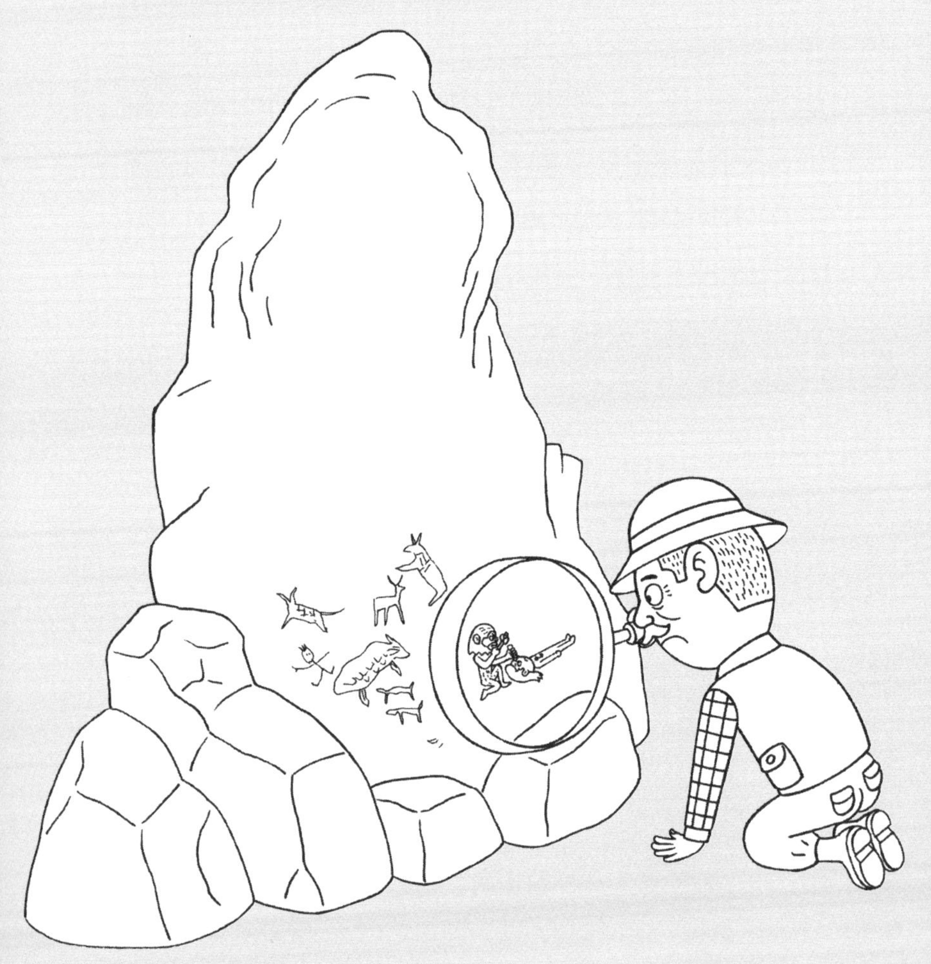

02

머리뼈에

구멍을

뚫었다고

?

약이
사용된 건

언제부터일까?

1928년 9월 28일, 영국의 의사이자 세균학자인 플레밍은 약의 역사를 다시 쓰게 될 놀라운 발견을 했어. 포도상 구균을 키우던 배양 접시에 푸른곰팡이가 오염되어 있었는데, 이 곰팡이 주변에는 포도상 구균이 자라지 못해서 동그랗게 비어 있었던 거야. 플레밍은 곰팡이가 세균을 자라지 못하게 하는 물질을 분비한다는 사실을 알아내고 이 물질에 곰팡이의 이름을 따다 붙였어. 이 물질이 바로 최초의 항생제인 페니실린이야.

사실 플레밍은 가족들과 신 나게 여름휴가를 다녀온 참이었어. 포도상 구균을 키우는 배양 접시를 아무렇게나 버려두고 떠났던 것인데, 정말 운이 좋았지. 페니실린은 이전에 개발된 화학 요법제에 비해 더 많은 세균에 작용하고 효과가 더 좋았을 뿐 아니라 부작용도 훨씬 적었어. 최초의 '특효약'이라고 평가될 정도지.

페니실린이 발견되기 20여 년 전, 독일의 세균학자 에를리히는 수년에 걸쳐 화학 물질을 합성하고 있었어. 에를리히는 구조를 조금씩 바꿔 가며 합성한 화학 물질들을 매독에 걸린 쥐에 차례차례 투여해서 효과가 있는지 관찰했어. 끈질기게 관찰을 계속하던 중 606번째로 합성한 화학 물질이 매독 치료에 효과가 있다는 것을 발견했어. 최초의 화학 요법제인 살바르산이 등장하는 순간이었지. 살바르산은 페니실린이 발견되기 전까지 감염증의 치료제로 널리 쓰였어. 세균에 작용하는 화학 요법제나 항생제의 합성 및 발견을 통해 인류에게 감염병을 관리할 수 있는 길이 생긴 것은 약의 역사에서 정말 중요한 사건이었어.

그렇다면 인류가 병을 치료한 역사는 얼마나 오래되었을까? 우리 몸에 정령이 들어와 말썽을 부려서 병이 든다고 생각했던 선사 시대에는 두통을 치료하기 위해 머리뼈에 구멍을 뚫는 수술을 했다고 해. 지금 생각하면 정말 터무니없는 치료법이지만, 선사 시대 사람의 유골에서 이러한 수술을 했던 흔적을 확인할 수 있지. 이를

화학 요법제는 병을 일으키는 미생물이 늘어나는 것을 막거나 미생물을 죽이면서 우리 몸에는 영향이 적은 화학 물질을 말한다. 최근에는 암세포에 작용하는 화학 물질(항암제) 등도 포함하는 더 넓은 개념으로 바뀌었다.

주니어 대학

통해 병이 인류의 역사만큼이나 오래되었고, 병을 치료하는 방법
또한 그만큼 오래되었을 거라고 생각할 수 있어.

병을 치료하는 데 약이 사용된 건 언제부터일까? 역사학자들
에 따르면 병을 치료하기 위해 특정 물질을 사용한 기록은 기원전
3000년경부터 발견된다고 해. 중동에서 발견된 기원전 3000년경
의 점토판에는 약 700여 종의 생약과 생약을 혼합한 약 800여 종
의 처방이 적혀 있고, 중국에서 발견된 기원전 2000년경의 나무
판에서도 생약과 처방 기록이 있다고 해. 물론 이건 기록상으로
증명할 수 있는 가장 오래된 연도이고 많은 사람들은 인류가 지구
상에 등장한 이후부터 병을 치료하기 위해서 주변의 물질들을 사
용했을 거라고 추측해. 중동의 동굴에서는 약 5만 년 전 매장된 선
사 시대 사람의 유골이 몇 가지 꽃, 풀 더미와 함께 발견되었는데
그 꽃과 풀들은 그 지역에서 지금까지도 약으로 쓰이고 있거든.

한편 고대 그리스의 히포크라테스는 약을 사용하긴 했지만 사
람의 몸이 가지고 있는 스스로 나을 수 있는 힘을 돕는 것을 더
중요하게 봤어. 몸의 조화와 균형이 깨진 결과로 병에 걸린다고 생
각했기 때문에, 균형을 되찾을 수 있도록 돕는 것이 중요하고 인
위적인 개입은 제일 나중에 이루어져야 한다고 생각한 거지.

약은 여전히 식물이나 동물, 광물 같은 재료를 그대로 쓰는 생
약의 형태였지만 순수하게 경험에 따랐던 이전과는 달리 좀 더 과

〈병을 치료한 역사〉

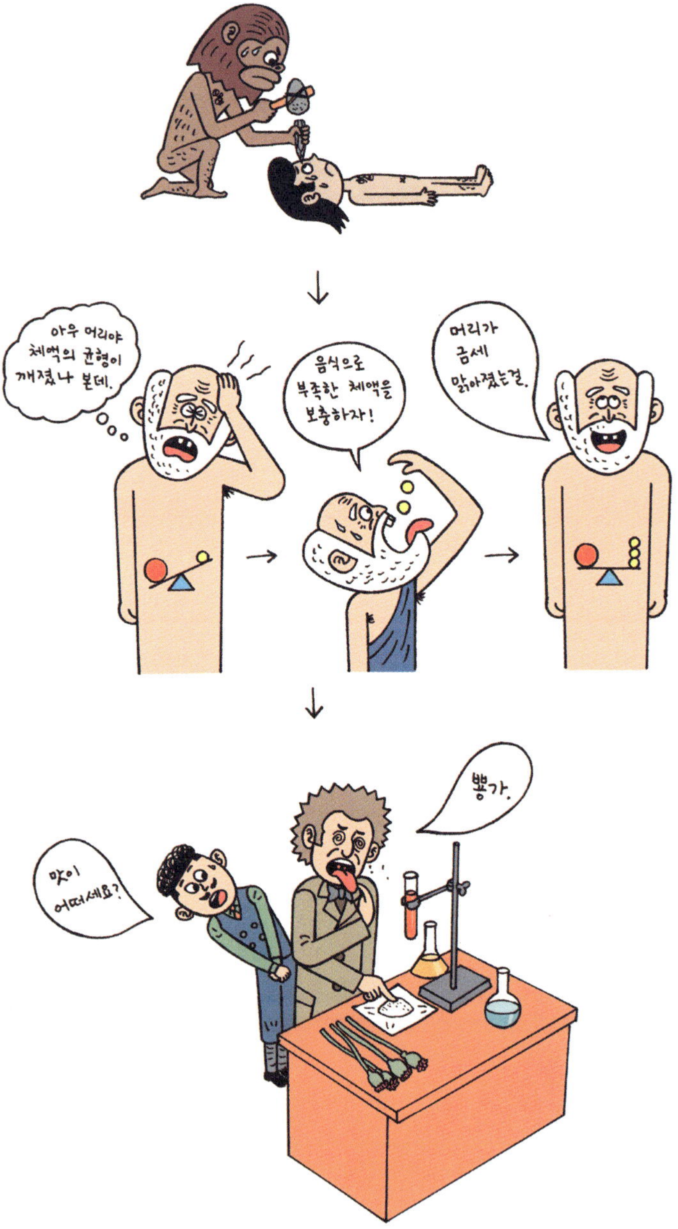

아우 머리야
체액의 균형이
깨졌나 본데.

음식으로
부족한 체액을
보충하자!

머리가
금세
맑아졌는걸.

맛이
어떠세요?

뽕가.

학적인 이론을 제안했어. 특정 원인 때문에 몸의 균형이 깨진 경우에는 그와 반대되는 특성을 가진 음식이나 약을 사용해서 균형을 되찾을 수 있다는 '4체액설'이 그것이지. 예컨대 몸속에 피의 양이 지나치게 많으면 환자에게 열이 나는데 이때는 차가운 특성을 가진 음식이나 약을 사용하는 식이지.

근대에 이르면 생약으로부터 약효가 있는 물질을 분리하는 방법을 사용하기 시작해. 1804년에 독일의 약사 제르튀르너는 약국 실험실에서 마약의 일종인 아편으로부터 모르핀을 분리했는데, 이것이 생약에서 분리된 최초의 활성 물질이야. 그는 아편의 효과가 모르핀에서 나온다는 것을 증명해 보려고 이 물질을 직접 먹어서 효과를 확인하기도 했지. 이전까지는 식물이나 동물, 광물 안에 있는 기나 정령이 병을 치료한다고 생각했지만, 모르핀의 발견 이후 치료를 하는 특정한 물질이 있다는 것이 밝혀졌지. 이러한 의미에서 모르핀은 최초의 약이라고 불리기도 하고, 극심한 통증을 완화하기 위한 진통제로 지금까지 사용되고 있어.

이렇게 약은 경험적으로 사용되다가 보다 과학적인 원리에 근거해 사용하게 되고, 주로 생약으로 쓰다가 특정 성분을 분리하거나 합성해서 사용하는 식으로 발전해 왔어. 인류가 몸과 병의 원리에 대해 더 잘 이해하게 되고, 과학 기술도 발달하면서 여러 혁신적인 약들이 만들어질 수 있었지.

약은 우리 몸에서

어떻게
작용할까?

평소에 휴대 전화로 이런저런 메시지들을 주고받고는 하지? 우리 몸 안에서도 끊임없이 메시지들이 오고 가. 좀 더 정확하게는 몸 안에 있는 세포들이 다양한 신호들을 주고받지.

세포는 생명체의 구조와 기능을 이루고 있는 가장 작은 단위야. 우리 몸은 무려 100조 개쯤 되는 세포로 이루어져 있지. 우리가 숨을 쉬고 밥을 먹고 잠을 자기 위해서는 이렇게 많은 세포가 끊임없이 신호를 주고받고 서로 힘을 합쳐야만 해.

또 앞서 말한 면역력이나 항상성이 제대로 작동하기 위해서도 마찬가지지. 우리 몸에 세균이나 바이러스 같은 외부 물질이 침입하면 그에 관한 신호를 세포들끼리 주고받으면서 맞서 싸워. 체온이나 혈압, 혈당량 등이 평소보다 높아지거나 낮아지면 그에 관한 신호를 세포들끼리 주고받으면서 다시 평소 수준으로 되돌리게 돼. 신호를 주고받는 과정에 문제가 생긴다면, 당연히 병이 생기게 되겠지? 약은 세포들이 이렇게 신호를 주고받는 과정에 직간접적으로 참여해서 병을 치료하는 데 도움을 줘.

우리 몸의 세포 표면이나 또는 세포핵 안에는 호르몬과 같은 신호 물질을 받아들이는 역할을 하는 자리가 있는데 이를 '수용체'라고 해. 수용체와 신호 물질의 관계는 자물쇠와 열쇠 같아서, 꼭 맞는 열쇠로만 자물쇠가 풀리듯 특별한 구조를 가진 신호 물질만이 수용체에 결합할 수 있어. 이렇게 신호 물질이 수용체와 결합하면 신호가 세포 안으로 전달되어 세포가 다양한 기능을 하기 시작해. 약은 수용체를 통한 신호 전달이 제 기능을 발휘하도록 도와주거나 반대로 이를 막음으로써 병을 고칠 수 있게 하지. 현재 사용되고 있는 약 중 많은 수가 바로 이 수용체와 관련되어 있어.

가령 인슐린은 우리 몸이 원래 만들어 내는 호르몬의 하나야. 췌장에서 분비된 후 다양한 세포의 수용체에 결합해서 혈당량을 낮추라는 신호를 보내는 역할을 하지. 따라서 인슐린이 부족하거나 제 기능을 하지 못하는 경우, 혈당량이 높아지는 당뇨병에 걸리게 돼. 그러면 인공적으로 만든 인슐린을 약으로 사용해서 몸의 기능을 보완하고 혈당량을 조절할 수 있어. 반대로 프로프라놀를과 같은 고혈압 약은 심장 근육 세포에서 노르에피네프린이라는 호르몬이 수용체에 결합하는 것을 막음으로써 혈압을 낮춰.

물론 다른 방식으로 작용하는 약도 있어. 예컨대 생물체 안에서 일어나는 거의 모든 화학 반응은 '효소'가 작용해야만 일어나는데, 효소가 없으면 세포들이 신호를 주고받는 것도 할 수 없지. 효소 또한 수용체와 마찬가지로, 특별한 구조를 가진 물질과만 결합할 수 있어. 이 효소를 통한 반응이 잘 일어나게 도와주거나 반대로 반응을 막는 물질도 약으로 사용돼.

가까운 예로 우리가 먹는 음식은 입을 통해 들어와 위와 작은창자를 거치면서 침, 위액, 췌장액과 쓸개즙에 들어 있는 다양한 소화 효소에 의해 분해돼. 그런데 너무 많이 먹으면 음식을 분해할 소화 효소가 부족해서 소화가 잘 안 되거든. 이럴때 흔히 사용되는 소화제에는 동물의 췌장에서 뽑아낸 판크레아틴이라는 소화 효소가 들어 있어서 소화가 잘 이루어지도록 돕지.

췌장은 위의 뒤쪽에 있는데, 췌장액을 분비하여 탄수화물, 단백질, 지방을 소화시키는 한편, 인슐린과 글루카곤이라는 호르몬을 분비하여 혈당을 조절한다. 이자라고도 한다. 쓸개는 간의 아래쪽에 붙어 있는데, 쓸개즙은 간에서 만들어진 뒤 쓸개에서 농축, 저장되었다가 샘창자로 내보내진다. 쓸개즙은 주로 지방을 소화시킨다.

주니어 대학

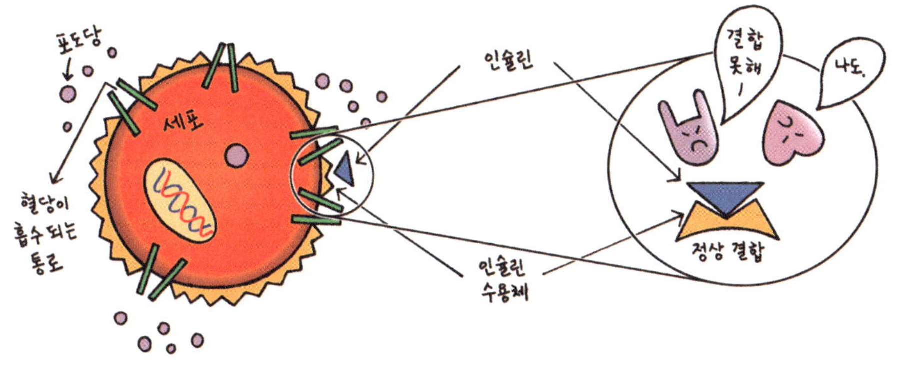

포도당
세포
혈당이
흡수 되는
통로
인슐린
인슐린
수용체
결합
못해
나도.
정상 결합

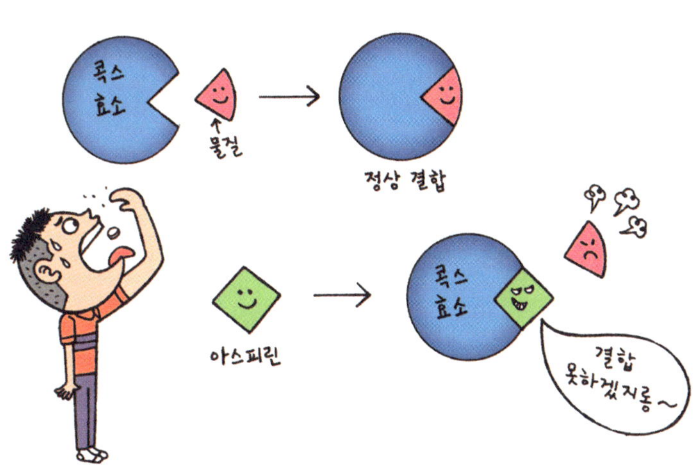

콕스
효소
물결
정상 결합
아스피린
콕스
효소
결합
못하겠지롱~

반대로 효소의 작용을 막는 약도 있어. 가령 아스피린이나 이부프로펜과 같은 해열 진통 소염제는 콕스라는 효소를 억제해서 염증과 통증을 가라앉혀. 약이 작용하는 방식은 다양하지만 보통 약은 이렇게 세포가 본래 가진 기능들을 조절해서 병을 고치게 돼. 따라서 만일 세포의 다양한 기능들을 알지 못했다면 약 또한 개발될 수 없었을 거야.

과학 지식이 발달하면서 우리는 질병의 원인을 기관 단위에서 세포 단위로, 다시 세포 안에 있는 수용체나 효소와 같은 더 작은 단위로 점점 세밀하게 구분할 수 있게 되었어. 이와 발맞추어 약이 작용하는 표적 또한 점점 세밀해지고 있지.

고대 그리스의 히포크라테스는 버드나무 껍질을 달인 물을 마시면 열이 내리고 아픈 것을 가라앉힐 수 있다는 사실을 알고 있었지. 하지만 그 안의 어떤 성분이 어떤 작용을 통해 효과를 나타내는지는 알지 못했어.

현대에는 버드나무 껍질에 들어 있는 효과를 가진 특정 성분을 알아낸 뒤, 그 구조를 조금 바꿔 아스피린이라는 약을 만들었어. 아스피린이 세포 안에서 콕스라는 효소를 억제하고, 그 결과로 효과를 나타낸다는 사실도 밝혀냈지.

이처럼 원하는 특정한 목표에만 작용하는 효과 좋은 약이 개발되고 있지만, 근본적인 원인은 그대로 남아 있거나 예상치 못한

 주니어 대학

곳에서 부작용이 나타나기도 해.

가령 과거에는 당뇨병의 원인은 알지 못한 채 관습에 따라 생약을 사용했어. 기원전 1500년경의 이집트 파피루스에는 당뇨병 환자에 대한 처방이 다음과 같이 적혀 있지. "한 컵의 연못물에 딱총나무 열매, 식물의 섬유소, 신선한 우유, 맥주, 오이꽃, 녹색 대추." 지금은 당뇨병의 원인을 정확히 알고, 유전자 재조합 기술로 만든 인공 인슐린을 약으로 사용하고 있어. 하지만 아직까지 당뇨병의 근본적인 원인을 고치는 약은 만들어지지 않았어. 인공 인슐린은 당뇨병의 증상을 줄여 주기는 하지만, 근본적인 치료약이 아니기 때문에 평생 주사로 맞아야 하고, 적절한 양 이상을 사용하게 되면 혈당량이 너무 떨어지는 저혈당증과 같은 부작용도 있을 수 있어.

현대에는 수없이 많은 약이 개발되어 쓰이지만, 병의 원인을 근본적으로 고치거나 부작용이 없는 약은 거의 없다고 볼 수 있어. 약의 종류가 다양하다는 사실은 각각의 약이 특별한 장점을 가지고 있다는 뜻일 수도 있지만, 반대로 각각의 약에 무언가 부족한 부분이 있다는 의미일 수도 있어.

현대의
약은

상품의 일종?

오늘날 약은 의사가 처방하고, 약사가 조제하고 있지만 그 약을 실제로 만드는 것은 제약 회사야. 과학 기술이 발달하면서 새로운 약을 만드는 과정이 복잡해졌고, 약은 정해진 품질 기준을 만족시켜야 할 뿐만 아니라 대량으로 만들어져야 했거든. 새로운 약을 만든 제약 회사는 일정 기간 동안 그 약을 독차지할 수 있는 특허를 갖고 있어.

하지만 약은 인류가 공동으로 발전시켜 온 것이었고, 민간에서 전해져 오던 것이었어. 그러다가 의사나 약사와 같이 약에 관한 전문가 역할을 담당하는 사람들이 생겨났고, 특허 제도도 생겨났지. 약에 대한 특허는 1673년 영국의 잉글랜드에서 최초로 인정되었어. 특허를 받은 약은 고더드의 물약이라고 불렸는데, 고더드라는 의사가 몇 가지 생약을 혼합해 통풍을 치료하는 데 사용한 것이었지.

이러한 특허 제도를 통해 새로운 약의 개발이 촉진되었다는 의견도 있어. 하지만 약이 치료를 위한 수단보다는 상품으로, 공동의 지식이자 재산보다는 제약 회사의 이익 추구 수단으로 변질되기도 했어. 그 결과 최근에는 일상생활 약이라고 부르는 약들까지 생겨났어. 병을 고치거나 예방하지 않더라도 많은 사람에게 비싼 가격으로 팔 수만 있다면 제약 회사는 그것을 약으로 만들어 냈거든. 예컨대 탈모 치료제는 건강과는 직접적인 관련이 없지만, 머리카락이 빠지는 사람들에게 어느 정도 만족감을 줄 수 있지.

그런데 다른 한편으로는 많은 사람이 목숨을 잃는 병이고, 원인이 밝혀져 있는데도 약이 만들어지지 않는 경우도 있어. 결핵과 말라리아가 대표적이지. 약이 개발되어 있긴 하지만 대부분 오래전에 만들어진 것이고, 이미 그 약에 내성을 가진 결핵균이나 말라리아 원충이 많아졌기 때문에 효과가 없는 경우가 많아. 그렇다면 왜 새로운 약이 개발되지 않을까? 결핵이나 말라리아는 주로 가난한 나라에서 생기는 병이라 제약 회사가 많은 노력을 들여 약을 개발한다 해도 많은 돈을 벌기가 어렵기 때문이지.

또 효과가 있는 약이 만들어졌는데도 그것을 먹지 못해 많은

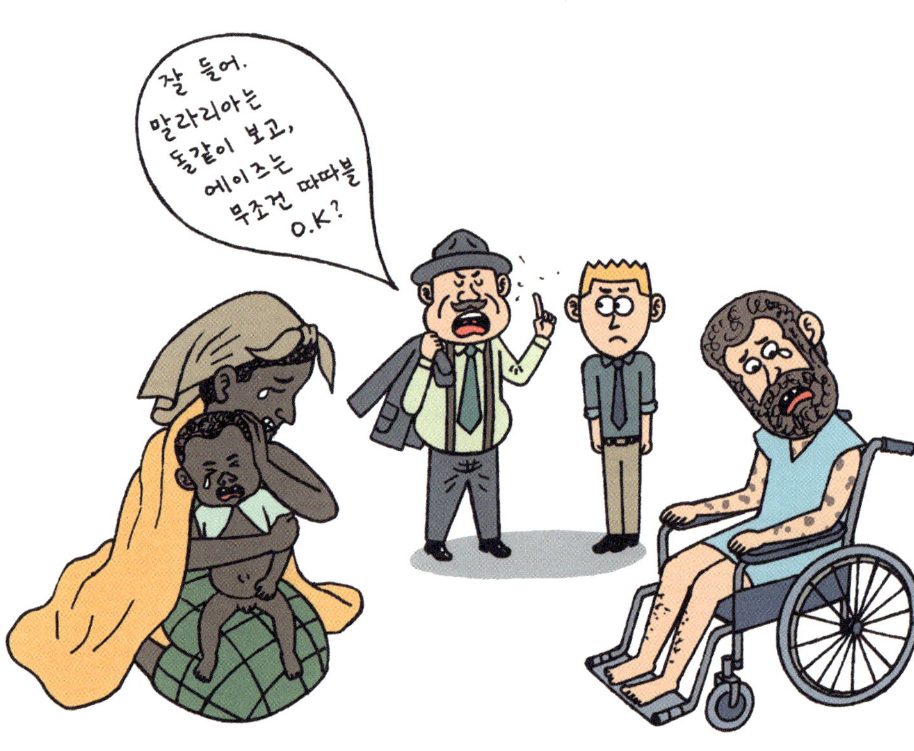
잘 들어.
말라리아는
돌같이 보고,
에이즈는 따따블
무조건
O.K?

사람이 죽어 가는 경우도 있어. 에이즈가 대표적인 경우인데, 새로운 약이 계속해서 개발되고 있지만 값이 비싸기 때문에 돈이 없는 사람들은 그 약을 먹지 못하는 거야. 약을 개발한 제약 회사는 특허를 가지기 때문에, 특허가 보장되는 수십 년 동안 값을 내리지 않지.

흔히 약은 부가 가치가 높은 상품이라고 해. 이 말은 곧 약을 만드는 제약 회사가 투자한 것에 비해 큰 이익을 얻을 수 있다는 뜻이야. 새로운 약을 처음 개발하는 데는 큰돈이 들어가지만, 일단 개발하고 난 뒤 약 한 알 한 알을 만드는 데는 재료비가 많이 들지 않거든. 약을 만드는 초기에는 연구 개발과 광고에 큰 비용이 들어가기 때문에 현대의 의약품은 대부분 대규모 제약 회사에서 만들어 내. 또 제약 회사는 많이 팔리고 비싸게 팔 수 있을 만한 약을 주로 만들어서 큰 이익을 남기고 있어.

과학 기술의 발달로 다양한 약이 개발되어 우리의 병을 고치고 예방할 수 있게 되었어. 하지만 아무리 과학 기술이 발달한다고 해도 필요한 약이 모두 만들어지는 건 아니고, 값이 비싸서 약을 먹을 수 없는 경우도 있어. 과거와 달리 현대에는 약이 사고파는 상품이 되었기 때문이지. 이런 현상이 과연 옳은 것일까? 이 문제를 해결하기 위해서는 어떤 노력을 기울여야 할까?

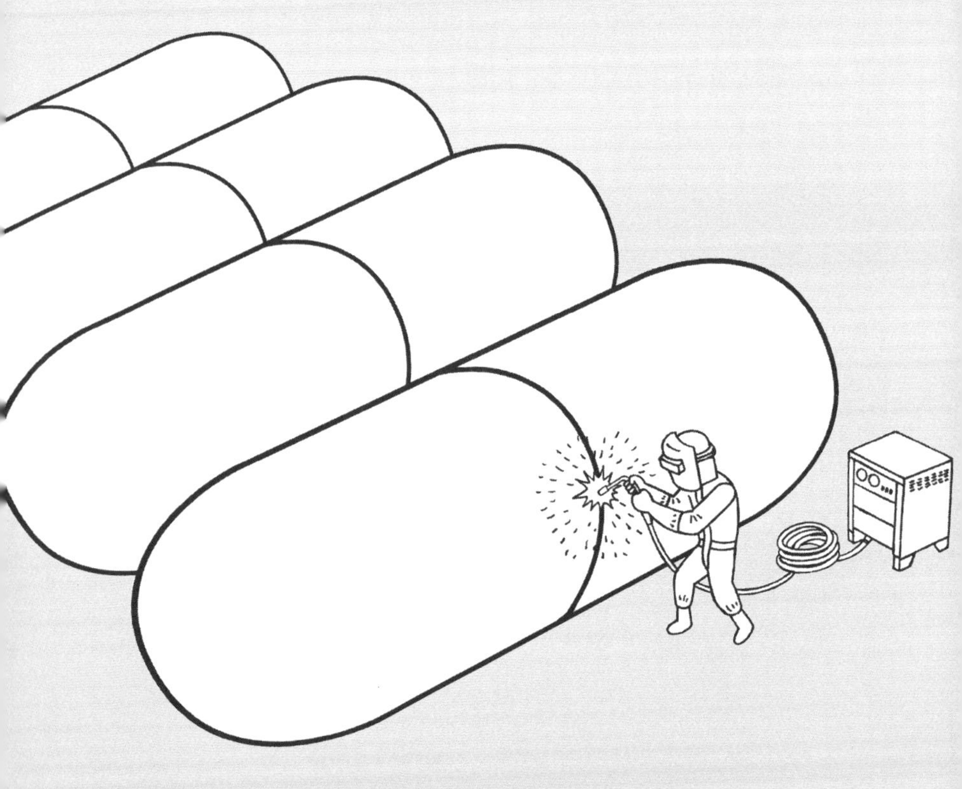

03

새로운 약은 어떻게 만들까?

전체 항암제의
3분의 1은

우연히
발견된 약이다

1965년 미국의 로젠버그 박사는 전자기장이 대장균의 성장에 미치는 영향을 연구하고 있었어. 전자기장 속에서 대장균의 세포 분열이 억제되는 것을 관찰하고 그 원인을 추적했지. 연구를 거듭한 끝에, 전기 분해 반응으로 생기는 시스플라틴이라는 물질이 세포 분열을 억제시킨다는 사실을 알아냈어.

세포 분열이 억제된 대장균은 성장 속도가 300배나 느려졌는데, 로젠버그는 여기서 실마리를 얻어 암에 걸린 쥐에 시스플라틴을 투여했어. 시스플라틴은 과연 암 세포를 억제하는 데 효과적이었지. 강력한 항암제 중 하나인 시스플라틴은 이렇게 탄생했고, 1978년부터 정소암(정소에 생기는 암)과 난소암(난소에 생기는 암)의 치료제로 사용되기 시작했어.

또 다른 항암제인 질소 머스터드는 독가스인 머스터드 가스의 한 종류로 세포를 죽이는 성질이 있어서 본래 화학 무기로 사용되었어. 2차 세계 대전 중이던 1943년 이탈리아 바리 지역의 항구에 정박한 미국 배가 독일군의 폭격으로 파괴되었어. 그러자 배에 실려 있던 질소 머스터드가 새어 나오는 사고가 일어났지.

이 가스에 노출된 수백 명의 군인과 시민들은 화상이나 실명과 같은 증상을 겪었고 상당수는 죽었어. 처음엔 이런 증상의 원인을 몰랐지. 의사이자 화학 무기 전문가였던 알렉산더 대령은 피해를 입은 사람들이 사고 당시 있었던 위치를 주의 깊게 살펴보다가, 배에 실려 있던 질소 머스터드가 원인이라는 것을 밝혀냈지.

또 이 사고에서 살아남은 생존자들의 림프구(백혈구의 일종) 숫자가 줄어들어 있는 것을 발견하고 보고서에 기록했는데, 이 내용은 후에 질소 머스터드가 림프종(림프구에 생기는 암) 치료제로 쓰이는 중요한 실마리가 되었어.

약은 처음부터 철저하게 계획된 과정을 통해 만들어지는 거라고 생각하기 쉽지만, 이처럼 우연히 발견한 물질이나 효과가 약으로 발전되는 경우도 많아.

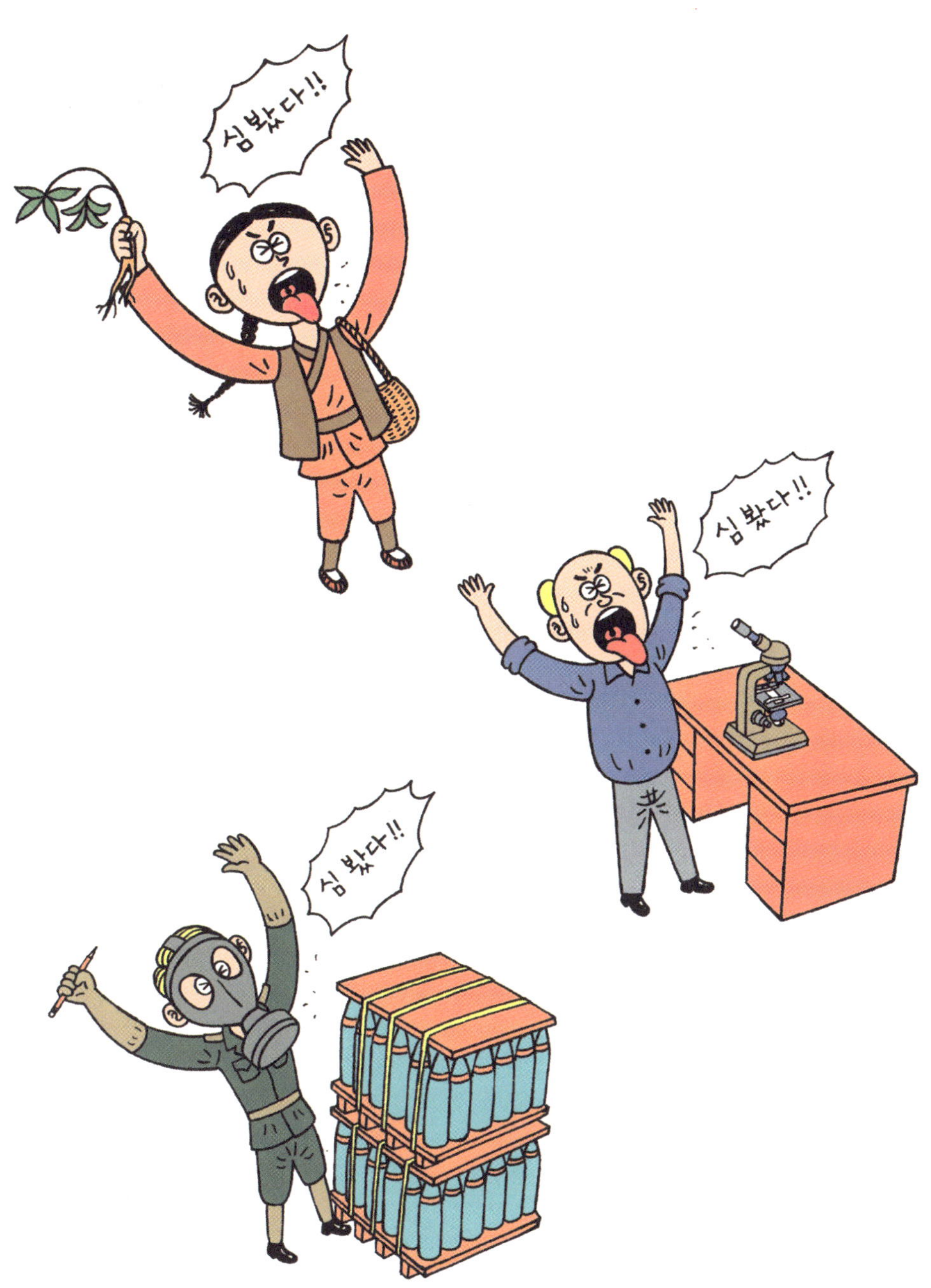

심봤다!!
심봤다!!
심봤다!!

한 연구에 따르면, 전 세계에서 판매되는 항암제의 35.2퍼센트가 이러한 우연적인 발견에 힘입어 만들어졌다고 해. 전체 항암제의 3분의 1이 우연히 발견되었다니 놀라운 일이지? 실험실에서나 사람에게 사용하는 과정에서 우연히 발견한 경우나, 우연히 발견된 약의 구조를 조금씩 바꿔 만든 약들까지 포함한 수치야.

약을 만드는 과정은 가장 먼저 약으로 쓸 수 있는 물질을 발견하면서 시작돼. 시스플라틴이나 질소 머스터드와 같이 우연히 발견하기도 하고, 페니실린이나 모르핀처럼 효과가 있는 천연 물질에서 분리하기도 하지. 이 과정에서는 전래되는 민간요법이나 이미 있던 연구 결과로부터 실마리를 얻는 경우가 많고, 대학이나 연구소를 포함한 각종 공공 기관도 큰 역할을 해. 따라서 지식을 함께 나누고, 서로 협력하는 것이 굉장히 중요하다고 할 수 있어. 제약 회사는 대학이나 연구소가 발견한 물질을 기초로 해서 약의 개발을 시작하는 경우가 많아.

하늘 아래

새로운 것은
없다

화학 물질 도서관이 있다는 이야기, 들어 봤어? 여기에는 다양한 화학 물질들이 도서관의 책처럼 일목요연하게 정리되어 있는데, 식물, 동물, 미생물과 같은 천연 자원으로부터 유래한 물질들이 많아. 도서관이 많은 사람에게 책을 보여 줄 목적으로 있는 데 반해, 화학 물질 도서관은 화학 물질 회사나 제약 회사가 각자의 도서관을 가지고 서로 공개하지 않는 경우가 많다는 것이 차이점이지.

약을 만드는 첫 단계는 약으로 쓸 수 있는 물질을 직접 발견하면서 시작돼. 하지만 화학 물질 도서관을 활용하기도 하지. 즉 과학자들이 우리 몸이나 병에 관한 기초 연구를 통해 약의 표적이

될 만한 수용체나 효소 등을 발견하면, 화학 물질 도서관에 있는 물질들 중 표적에 효과가 있는 것을 찾아내서 약을 만드는 데 활용하는 거야.

화학 물질 도서관은 약의 화학적 구조가 비슷하면 생물체에도 비슷한 효과를 나타낸다는 원리를 바탕으로 하고 있어. 여러 가지 효과를 가진 다양한 물질들의 화학적 구조가 밝혀지면서 이런 원리가 나왔지.

화학 물질은 무수히 만들어 낼 수 있고, 한곳에 모두 모아 두는 것은 거의 불가능해. 그래서 화학 물질 도서관에는 화학적 구조를 기준으로 대표적인 물질들만 모아 놓았어. 이렇게 보관한 물질 중

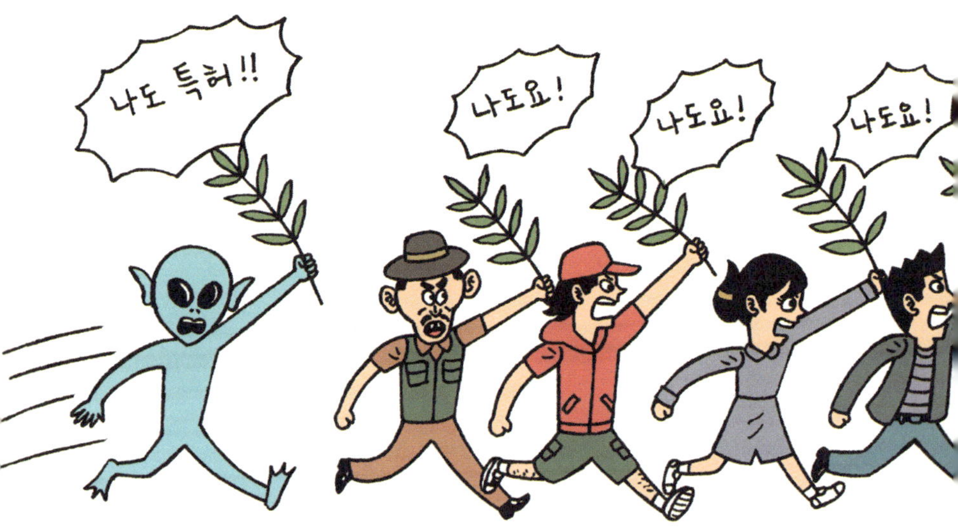

효과가 있는 물질을 찾아낸 뒤, 그 구조를 조금씩 바꿔 가며 약을 개발하지. 이렇게 약을 개발하면 이미 있던 물질보다 효과는 좋고 부작용은 적은 약을 개발할 수도 있고, 약이 해당 표적에 효과를 나타내기 위해 반드시 필요한 구조가 무엇인지도 알아낼 수 있어.

그리고 이러한 지식을 기반으로 순전히 설계에 의해서 새로운 약을 만들려는 시도도 이루어지고 있지. 이미 존재하는 화학 물질이 없다 하더라도, 컴퓨터를 이용해서 표적에 효과가 있을 만한 화학 물질을 디자인해서 맞추어 보는 거야. 수용체나 효소와 같은 표적의 3차원 구조와 여기에 작용하는 화학 물질의 필수적인 구조를 알고 있다면 충분히 가능하지.

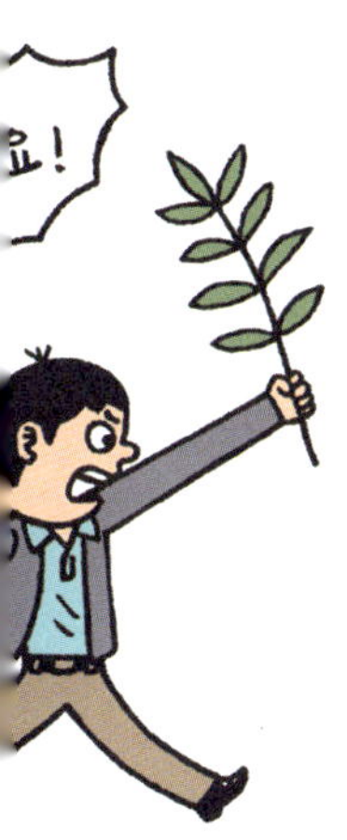

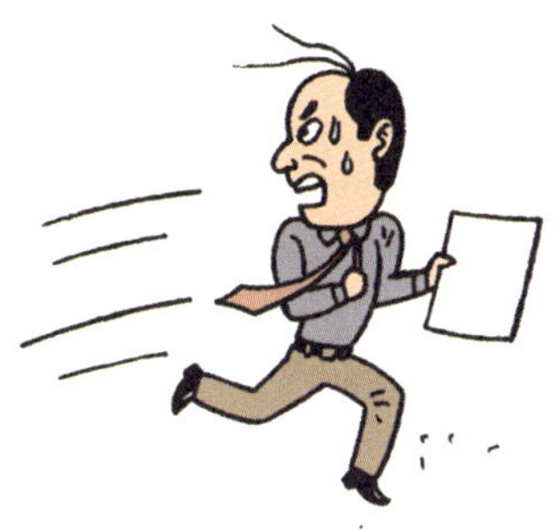

새로운 물질을 발견하는 경우도 마찬가지지만, 이렇게 이미 있는 물질의 구조를 조금씩 변화시켜 가며 약을 만드는 경우에는 더더욱 나보다 먼저 그 분야의 연구를 한 사람들의 결과물이 큰 토대가 된다고 할 수 있어. 예컨대 약의 표적이 되는 수용체나 효소의 기능과 구조에 관한 지식을 비롯해 화학 물질 도서관을 구성하고 있는 다양한 화학 물질들은 모두 여러 사람의 방대한 연구 결과가 쌓여 만들어진 것이거든. 이렇게 생각하면 "하늘 아래 새로운 것은 없다."는 서양 속담에 충분히 공감이 가.

그렇다면 약에 대한 특허는 어떤 기준에 의해 주어지는 걸까? 특허는 새로운 것에 준다고 알고 있는데 말이야. 특허란 본래 어떤 기술이나 물건을 발명한 사람에게 일정 기간 동안 독차지할 수 있는 권리를 주는 제도야. 일정 기간이 지나면 결국에는 그 내용을 공개하도록 해서 더 나은 발명을 촉진하지. 하지만 지금의 특허 제도는 독차지할 수 있는 권리만 강조되고 있을 뿐, 내용을 공개해서 더 나은 발명을 할 수 있도록 돕는 기능은 점점 더 약화되고 있어. 가령 민간요법으로 전래되던 천연물이나 생물체의 유전자에 대해서까지 특허를 신청할 수 있어. 또 제약 회사가 이미 가지고 있던 약을 아주 조금 바꿔서 새로운 특허를 신청할 수도 있지. 이런 약을 '나도요 약(me-too drug)'이라고 불러.

    주니어 대학

효과가 좋아도

약이 될 수
없다고?

1937년 미국에서는 세균을 죽이는 화학 요법제 중 하나인 설파닐아마이드가 들어간 엘릭서제를 먹고 107명의 어린이들이 죽는 사고가 일어났어. 엘릭서제를 만들 때 사용한 액체에 독성이 있다는 것이 당시에도 알려져 있었지만, 제약 회사는 이 액체의 위험성을 제대로 검증하지 않았지. 당시에도 새로운 약을 판매하기 전에 동물 실험을 하는 것이 흔한 일이었지만 이를 강제하는 규정이 없었기 때문에, 이 회사는 아무런 안전성 시험도 하지 않고 약을 팔았어. 사고 후에 동물을 대상으로 이 약을 실험해 보았더니 실험동물들 또한 모두 죽는 결과가 나왔지.

107명의 생명을 앗아간 원인이 이 약 때문인 것으로 밝혀진 뒤에도, 이 회사의 대표는 "우리는 적법하게 약을 공급했고, 단 한 번도 이러한 결과를 예상하지 않았습니다. 따라서 우리에게 책임이 있다고 생각하지 않습니다."라고 뻔뻔하게 말했지.

이 사건이 계기가 되어 미국에서는 1938년에 '식품, 의약품, 화장품법'이 제정되었고, 제약 회사가 새로운 약을 시장에 내놓기 전에는 반드시 안전성 시험을 해야 한다는 규정이 생기게 되었어.

한편 1950년대 말부터 1960년대 초까지, 전 세계 46개 나라에서 1만 명이 넘는 아기들이 팔다리가 제대로 만들어지지 않은 채 태어나는 사고가 일어났어. 원인은 아기가 뱃속에 있을 때, 엄마가 입덧을 가라앉히기 위해 먹은 탈리도마이드라는 약이었지. 탈리도마이드는 대부분의 나라에서 의사의 처방 없이 약국에서 바로 살 수 있는 일반약이었어. 그런데 탈리도마이드가 규정대로 동물 실험을 거쳤을 뿐 아니라, 동물에게서는 이러한 부작용이 나타나지 않았다는 게 문제였어. 결국 이렇게 엄청난 사고를 겪고 나서야 비로소 이 약의 독성이 알려지게 되었지.

여러 나라에서 사고가 일어났지만 오스트리아와 스위스, 미국은 그나마 피해가 적었어. 오스트리아와 스위스에서는 이 약을 의사의 처방이 있어야만 살 수 있는 전문약으로 허가했고, 미국에서는 더 많은 실험 자료가 필요하다는 이유로 판매를 허가하지 않았거든.

 주니어 대학

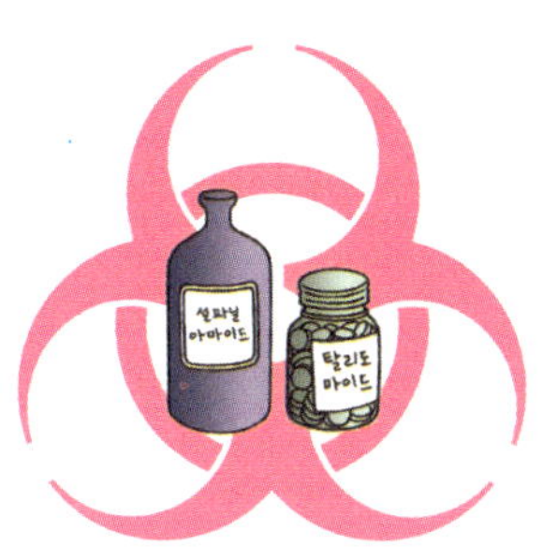

설파닐
아마이드
탈리도
마이드

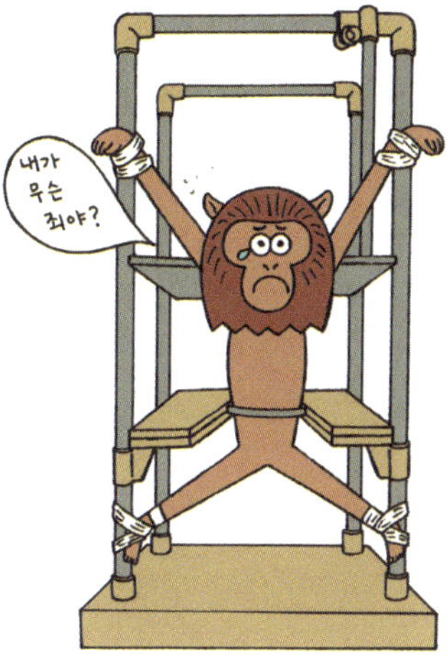

내가
무슨
죄야?

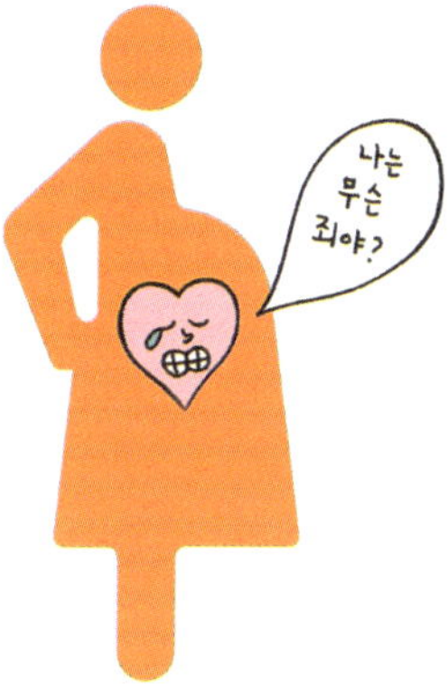

나는
무슨
죄야?

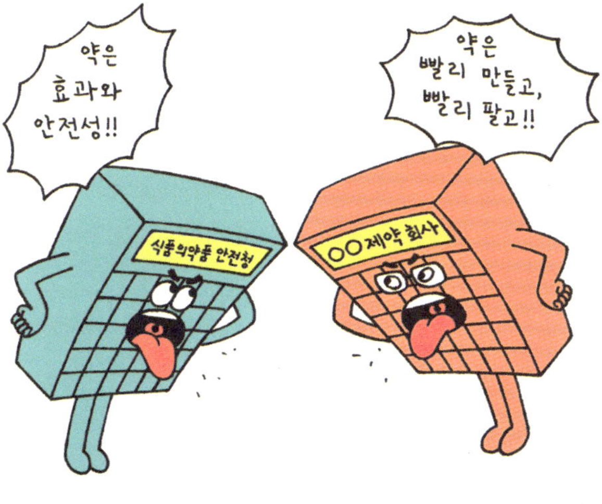

약은
효과와
안전성!!

약은
빨리 만들고,
빨리 팔고!!

식품의약품 안전청

○○제약 회사

탈리도마이드 사건으로 미국에서는 1962년 '식품, 의약품, 화장품법'의 개정안이, 다른 나라에서도 유사한 법안이 통과되었어. 제약 회사가 새로운 약을 시장에 내놓기 전에 임산부에 대한 안전성도 확인해야 한다는 규정과 함께, 약이 시장에 나온 이후에 발견되는 부작용을 수집하고 평가하는 체계가 만들어졌지.

설파닐아마이드 엘릭서제 사건을 보면, 약이 사람에게 사용되기 전에 동물 실험을 거치는 것은 꼭 필요한 과정처럼 여겨져. 하지만 탈리도마이드 사건을 보면, 동물 실험 결과가 약의 안전성을 언제나 보증하지는 않는다는 사실을 알 수 있지. 현재로서는 동물 실험이 일종의 필요악으로 여겨지고 있어. 사람이 살기 위해 또 하나의 생명체인 동물을 죽이는 것이 옳다고 할 수 없고, 더구나 사람에 대한 안전성을 예측하기에 동물 실험이라는 수단이 완벽하지도 않지만 대신할 방법이 아직까지 없기 때문이지. 당장은 동물 실험이 꼭 필요한 경우에만, 최소한의 동물을 대상으로 하고, 실험 과정에서 동물의 권리를 최대한 보장하도록 하는 정도가 가능해. 다행히 많은 과학자들이 동물 실험을 대신할 기술을 개발하기 위해 열심히 연구하고 있고, 덕분에 화장품의 경우에는 동물 실험이 다른 실험법으로 점차 바뀌고 있는 추세야.

어쨌든 이렇게 뼈아픈 경험이 쌓이며 약은 효과가 있어야 하고 동시에 안전성이라는 조건을 반드시 만족시켜야 한다는 것을 배

우게 되었어. 식품 의약품 안전청과 같은 정부 기구의 역할이 매우 중요하다는 것도 깨닫게 되었지.

이제 제약 회사는 새로운 약을 시장에 내놓기 전에 효과와 안전성에 관한 다양한 자료를 갖추어야 해. 식품 의약품 안전청은 이것을 심사해서 약의 허가 여부를 결정하지.

약을 만드는 과정에서 효과가 있는 물질을 발견하여 약으로 개발하는 과정은 효과와 안전성에 관한 자료를 만들어 나가는 것과 같다고 할 수 있어. 마치 체를 치는 것과 비슷해서 처음에는 셀 수 없이 많은 후보들을 두고 시작하지만 효과와 안전성을 확인하는 단계를 밟아 나갈수록, 기준보다 낮은 후보들이 걸러지면서 맨 나중에 하나의 약이 만들어지게 돼.

최근에는 약의 효과와 안전성을 검토하는 과정이 오히려 간소화되고 있어. 제약 회사들이 관련 기준을 낮추고 더 빨리 허가해 줄 것을 요구하기 때문이야. 겉으로는 환자들이 새로운 약으로 혜택을 더 빨리 누릴 수 있도록 하기 위해서라고 하지만, 약의 효과와 안전성에 대해 검토하는 기간이 길어질수록 약 판매에 피해가 생긴다는 것이 큰 이유지.

하지만 설파닐아마이드 엘릭서제나 탈리도마이드 사건을 돌이켜 생각해 본다면, 제약 회사들의 주장이 얼마나 위험한 것인지는 분명하게 알 수 있어.

04

약은 왜 하루에 세 번 먹을까?

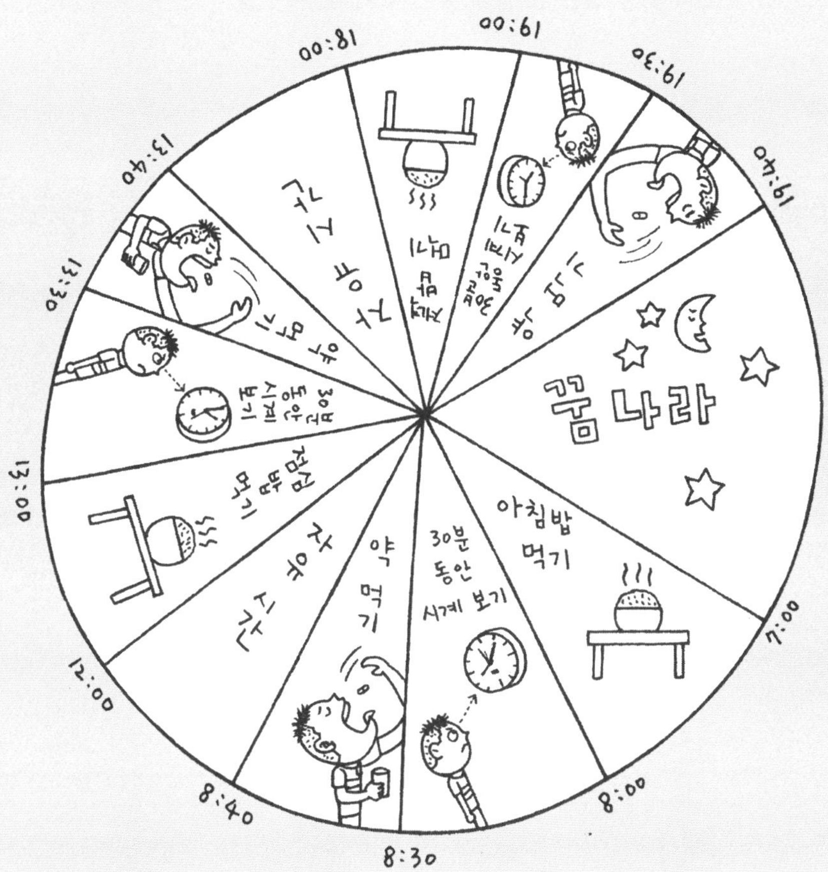
꿈나라
아침밥 먹기
30분 동안 시계 보기
약 먹기
점심밥 먹기

하루 세 번,

식후 30분에
드세요!

우리는 왜 하루 세 번 밥을 먹을까? 우리 몸이 일정한 간격으로 음식을 필요로 하기 때문이겠지. 운동을 하거나 무거운 물건을 드는 것처럼 큰 힘이 드는 일을 하지 않더라도, 우리 몸은 숨을 쉬고 주위를 살피는 것과 같은 최소한의 활동을 하기 위해서도 영양분이 필요해. 자동차가 움직이는 데 필요한 기름처럼, 우리 몸에서 영양분은 일종의 동력원이 되거든. 정확히 말하면 우리 몸을 구성하는 세포들이 각각 제 기능을 하기 위해 영양분이 필요한 거야.

그렇다면 약은 왜 꼬박꼬박 먹어야 하는 걸까? 약이 우리 몸에 흡수되고 효과가 나타나는 과정은 음식과 비슷해. 동그란 알약을

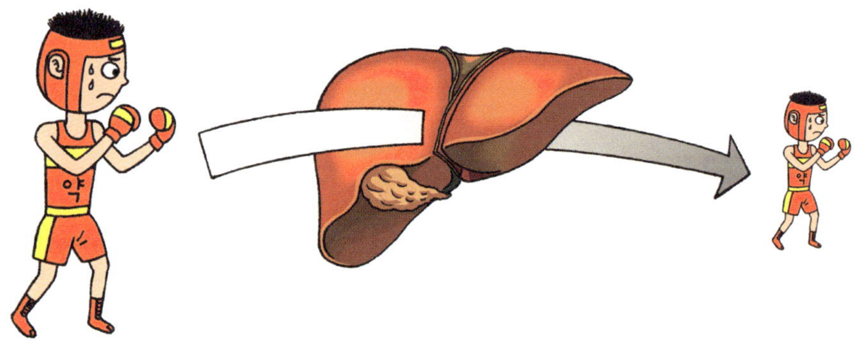

안
권
안

먹으면 음식과 마찬가지로 위나 장에서 녹아 장벽을 통과해서 혈관으로 흡수돼. 흡수된 약은 피를 타고 온몸으로 퍼진 뒤에 원하는 자리에서 효과를 나타내지.

하지만 약과 음식은 중요한 차이점이 있어. 음식은 우리 몸에 꼭 필요한 것이지만, 약은 낯설고 자연스럽지 않은 물질이라는 거지. 음식은 우리 몸에 대부분 흡수되어 동력원으로 사용되고, 분해할 수 없거나 우리 몸에 너무 많은 성분, 찌꺼기들만 똥과 오줌으로 내보내져.

반면 약은 피를 타고 온몸으로 퍼지기 전에 첫 관문인 간을 통과할 때부터 각종 효소의 공격을 받게 돼. 간은 우리 몸에서 해독을 담당하기 때문에 약의 효과를 떨어뜨리고, 약이 몸 밖으로 쉽게 나갈 수 있도록 모양을 바꿔 줘. 그러고 나면 콩팥에서 오줌을 통해 약의 성분들을 몸 밖으로 내보내.

우리가 음식을 계속 먹어야 하는 이유는 세포에서 동력원이 계속 쓰이기 때문이야. 한편 약을 계속 먹어야 하는 이유는 약의 효과가 계속 떨어지고, 몸 안에 남아 있는 양이 줄어들기 때문이지.

특히 항생제를 복용할 때는 정해진 간격대로 꼬박꼬박 먹는 것이 굉장히 중요해. 예컨대 인두염이 심해 항생제를 하루에 세 번 먹도록 처방받았다고 생각해 보자. 먹는 간격이 일정하지 않으면, 똑같은 양의 약을 먹어도 몸 안에 있는 약의 농도가 들쭉날쭉할

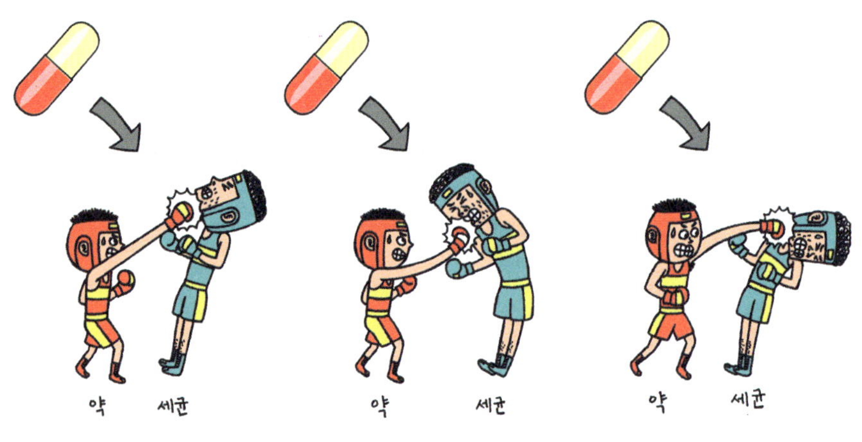

약 세균
약 세균
약 세균

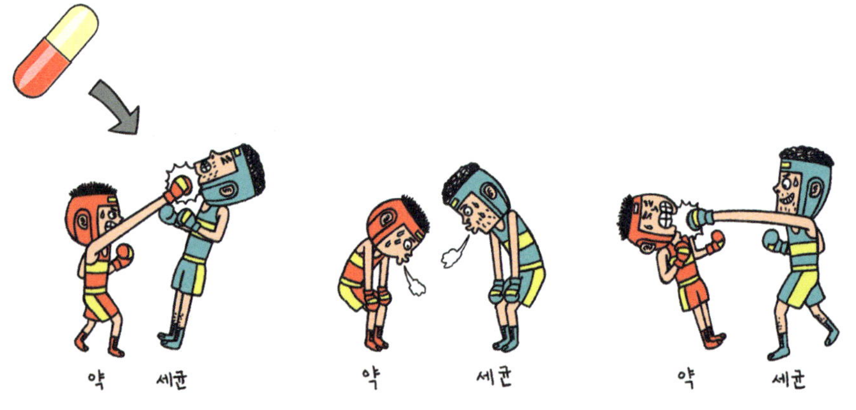

약 세균
약 세균
약 세균

거야. 그럼 몸 안에 있는 세균이 죽으려다 살아나고 또 죽으려다 살아나기를 반복하겠지. 당연히 병이 빨리 낫지 않고, 세균이 약에 내성을 키우기도 쉬울 거야.

사실 약의 농도를 일정하게 유지하려면 식사와 상관없이 정확한 시간 간격으로 먹는 것이 더 중요하다고 볼 수 있어. 하루는 24시간이니까 하루에 세 번 먹는 약이라면 8시간 간격으로, 네 번 먹는 약이라면 6시간 간격으로 먹는 거지.

그런데 한 연구에 따르면, 하루에 한 번 먹는 약은 환자의 67퍼센트가 약을 처방대로 정확히 먹고, 하루 세 번 먹는 약의 경우는 44퍼센트, 하루 네 번 먹는 약은 22퍼센트만이 처방대로 정확히 약을 먹는다고 해. 약을 자주 먹어야 하는 환자일수록 약을 거르기 쉽다는 거지. 그래서 고혈압, 당뇨병, 골다공증(뼈의 밀도가 낮아져서 부러지기 쉬운 상태)과 같이 오랫동안 약을 꾸준히 먹어야 하는 경우에는 하루에 한 번이나 일주일에 한 번, 혹은 한 달에 한 번 먹도록 만들어진 약이 많아. 약을 먹는 것이 일상생활에 지장을 주지 않게 하기 위해서 말이지.

짧은 기간 동안 먹는 약의 경우 일반적으로 하루에 세 번 먹으라는 처방이 흔히 쓰여. 보통 하루에 밥을 세 번 먹으니까 밥을 먹은 다음 약을 먹으면 약을 꼬박꼬박 잘 챙겨 먹을 수 있을 거라고 생각하기 때문이야. 밥 먹는 것을 잊어버리는 사람은 많지 않으니까.

약국에 가면 약사 선생님이 약을 주면서 건네는 말이 있어. "하루 세 번, 식후 30분에 드세요." 하루에 세 번은 알겠는데, 식후 30분은 무엇 때문일까? 음식을 먹고 30분 정도가 지나면 위에는 음식이 어느 정도 소화된 상태로, 적당한 양만 남아 있지. 따라서 이때 약을 먹으면 남아 있는 음식물 덕분에 약이 위에 주는 자극이 덜하게 돼.

때로는 위에 심한 자극을 주는 약도 있는데, 이런 약은 밥을 먹은 직후에 먹고, 물도 충분히 마시는 게 좋아. 어떤 약은 식후에 먹으면 효과가 떨어지기도 해. 예컨대 설사나 변비가 있을 때 먹는 유산균 가루약은 위산에 의해 파괴되기 때문에 위산이 분비되지 않는 때, 즉 식사 전후로 두 시간 정도일 때 빈속에 먹는 것이 좋아. 또 혈당을 낮추기 위해 먹는 당뇨병 약은 혈당량이 높아지기 전, 즉 식사 전에 먹어야만 하지. 따라서 모든 약을 꼭 "하루 세 번, 식후 30분"에 먹어야 하는 것은 아니야.

주사를
꼭

맞아야
하나요?

현재와 같은 생김새의 주사기가 만들어진 것은 불과 200년도 되지 않았어. 1844년 아일랜드의 의사 린드는 심한 고통에 시달리는 신경통 환자의 얼굴 피부 밑으로 모르핀을 주입하기 위해 속이 비어 있는 날카로운 바늘을 발명했어. 모르핀 덕분에 환자는 몇 달 만에 처음으로 편안하게 잠들었다고 해. 당시 사용했던 용기는 피스톤이 아니어서, 중력의 힘을 이용해서 약액(약으로 쓰는 액체)을 집어넣었어.

사실 몸속으로 약을 직접 집어넣기 위해 주사라는 방법을 사용한 것은 매우 오래되었어. 1세기 고대 그리스의 의학책에서도 그 기록을 찾아볼 수 있을 정도지. 하지만 린드 이전에는 주로 상처가 나 있는 곳에 주사를 하거나, 주사를 놓기 위해 일부러 피부를 째어서 벌려야만 했어.

린드가 주사기를 발명하고 약 9년 뒤, 스코틀랜드의 의사 우드와 프랑스의 의사 프라바즈는 더 날카로운 바늘에, 피스톤이 달려 있는 주사기를 만들었어. 피스톤 주사기를 사용하면 중력을 이용해 약을 흘려 넣을 때보다 더 정확한 양을 주사할 수 있었지.

우드는 린드와 마찬가지로 신경통 환자에게 모르핀을 주사하기 위해서 주사기를 발명했는데, 벌의 침에서 실마리를 얻었다고 해. 벌이나 해파리, 뱀과 같은 동물들에게는 천적으로부터 자기를 보호하거나 먹이를 잡기 위한 날카로운 침이나 이빨이 있어. 자기를 공격한 생물이나 먹이를 쏘거나 물어서 구멍을 낸 뒤, 가지고 있는 독을 집어넣지.

주사약은 약의 효과가 빨리 나타나야 하는 응급 상황 또는 약을 먹으면 제대로 흡수되기 어렵거나, 위나 장, 간에서 파괴되어 효과가 없어져 버리는 경우에 사용해. 같은 주사약이라 하더라도 주사하는 자리가 다양한데, 가령 독감 예방 주사는 근육에 주사를 하고, 일본 뇌염 예방 주사는 피부 밑에 주사를 하지. 한편 정맥 혈관 안으로 주사하는 정맥 주사도 있는데, 병원에 입원하지 않는다면 맞을 일이 없어.

피부 밑에 놓는 주사는 주로 적은 양을 주사할 때 사용하고, 자

< 주사기와 호들갑의 역사 >

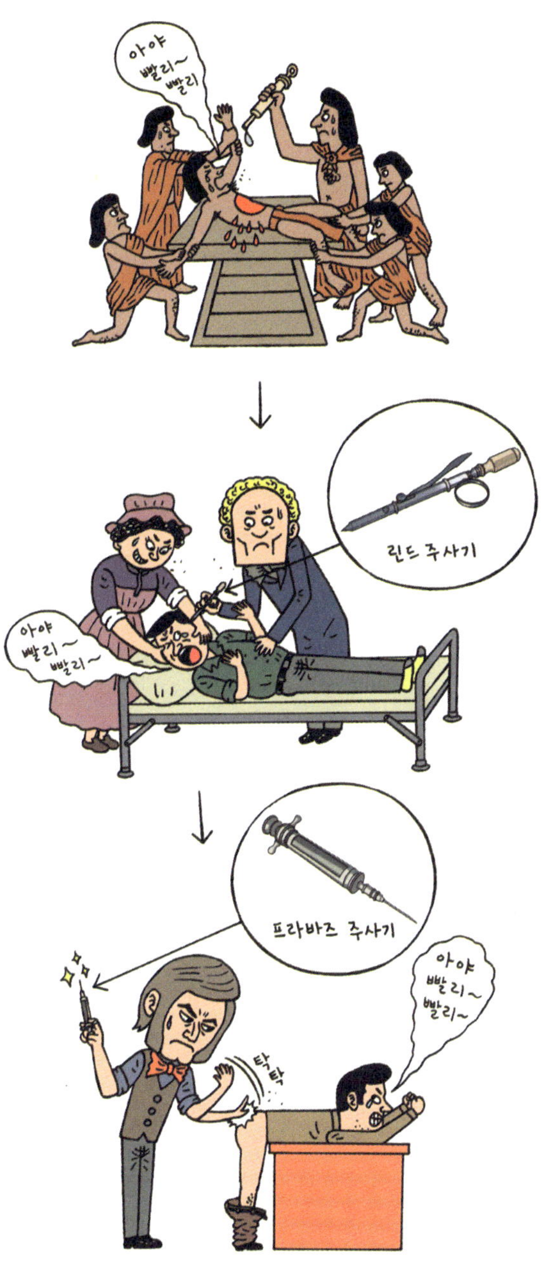

극성 있는 약은 사용할 수 없는 반면, 근육에 놓는 주사는 많은 양을 주사할 수 있고, 자극성이 있어도 사용할 수 있어. 주사약은 핏속으로 바로 들어가거나, 혈관 벽을 통과한 뒤 핏속으로 들어가 간을 거치지 않고 온몸으로 퍼지기 때문에 효과가 빨라. 먹는 약은 위나 장에서 흡수가 된 뒤 핏속으로 들어가 간을 거쳐 온몸으로 퍼지기 때문에, 효과를 나타내는 데 한 시간에서 여섯 시간 정도가 걸리거든. 근육 주사나 피부 밑 주사는 몇 분이면 효과를 나타내고, 정맥 주사는 몇 초 만에 효과가 나타나.

하지만 효과가 빠르다고 해서 무조건 좋은 건 아니야. 주사약은 아플 뿐 아니라 위험하기도 해. 몸에 구멍을 뚫으니 감염될 위험이 있고, 정맥 주사를 맞고 과민 반응이 일어나 아나필락시스라고 하는 심한 쇼크를 일으켜 죽는 사람도 있어. 그래서 주사약은 꼭 필요한 경우가 아니면 되도록 사용하지 않아.

"감기에 걸렸을 때 주사 한 방이면 직방"이라고 믿는 사람들이 있는데, 주사약의 위험성을 생각한다면 감기처럼 가벼운 병에 주사를 맞는 것은 현명한 일이라 보기 힘들겠지. 먹는 약과 주사약의 성분이 다르지 않은 데다, 먹는 약으로도 충분히 효과를 볼 수

아나필락시스는 원인 물질에 노출된 후 짧은 시간에 갑작스럽게 온몸으로 나타나는 과민 반응으로 생명을 위독하게 할 수 있는 질환을 말한다. 원인으로는 땅콩, 새우, 메밀 등의 음식물과 항생제, 해열 진통제 등의 약물, 벌독, 운동 등이 있다.

있기 때문이야.

한편 먹는 약이나 주사약과 달리 눈에 넣는 안약, 코에 뿌리는 약, 귀약, 바르는 약 등은 주로 치료하려고 하는 자리에 직접 사용해. 먹는 약이나 주사약은 온몸을 돌아서 원하는 자리로 가기 때문에 원하지 않는 자리에 부작용이 나타날 가능성이 높은 반면, 어느 한 곳에 사용하는 약들은 이러한 가능성이 적지. 하지만 먹는 약처럼 간에서의 해독 과정을 거치지도 않고, 온몸에 퍼져 묽어지지도 않기 때문에 그 자리에서는 자극이 심할 수도 있어.

여러 가지 약의 형태는 제각각 장단점이 있어서, 약의 성질과 사용하는 용도에 따라 적절한 것을 사용하게 돼. 효과는 높이고 부작용은 줄이면서도 사용하기에도 편해야 한다는 여러 마리의 토끼를 잡아야 하지.

같은 약이라 하더라도 용도에 따라 다양한 형태로 만들어져. 예컨대 아세트아미노펜이라는 약은 먹는 약, 주사약, 항문에 넣는 좌약까지 다양한 형태가 있어. 모두 열을 내리고 통증을 가라앉히는 목적으로 사용하지만 주사약은 열이나 통증이 심해서 응급하게 사용해야 하는 경우에, 항문에 넣는 좌약은 어린 아기들한테 주로 사용해. 항문에 넣은 약은 항문 벽으로 흡수된 뒤 핏속으로 들어가 간을 통과하지 않고 효과를 나타내.

반대로 당뇨병 약인 인슐린의 경우에는 오로지 주사약만 있어.

인슐린은 크기가 큰 단백질로, 먹으면 소화되는 과정에서 파괴될 뿐 아니라 흡수가 잘 되지도 않거든. 매일 주사를 맞아야 하는 당뇨병 환자들에게는 너무 안타까운 일이야.

약의 형태는 일종의 약을 담는 그릇이라고 할 수 있어. 한 그릇의 음식에 주재료 외에도 여러 가지 재료가 들어가는 것처럼 하나의 약에는 대개 실제 약 성분뿐 아니라 여러 가지 물질들이 보태어져 있어. 알약, 가루약, 주사약과 같은 약의 모양을 갖추고 맛과 색을 좋게 하는 것은 물론이고, 약이 몸 안에서 흡수가 잘 되도록 도와주지. 보관하는 중에 약의 성분이 변하지 않도록 하는 것도 첨가 물질의 중요한 기능이야.

알약을 코팅하거나 가루약을 캡슐에 넣기도 해. 주로 공기 중의 습기에 의해 효과가 떨어지는 것을 방지하거나, 기분 나쁜 냄새와 맛을 가리기 위한 것이지만 특수한 기능을 하는 것들도 있어.

예컨대 약 이름 뒤에 '서방정/캡슐', 'ER', 'SR'과 같은 단어가 붙은 것은 서서히 방출되는 약이야. 자주 먹지 않고도 효과가 오래 지속되기 때문에 오랜 시간 동안 통증을 가라앉히는 약이나 당뇨병 약과 같이 꾸준히 먹어야 하는 경우에 사용하지.

한편 '장용정/캡슐'이라는 단어가 붙은 약은 먹으면 위에서 녹지 않고 장에서 녹는 약이야. 위액은 산성이고, 장액은 염기성이기 때문에 약이 산성이면 위에서, 염기성이면 장에서 잘 녹거든. 약이

 주니어 대학

위액에 의해 분해되면 효과가 없거나 위에 심하게 상처를 내는 경우, 효과를 보고자 하는 자리가 위가 아니라 장일 때 사용해.

참, 주사약에는 약이 주사기로부터 몸속으로 들어갈 때 느껴지는 뻐근한 통증을 줄여 주기 위한 물질도 들어 있다는 사실! 이제 주사 맞을 때 너무 엄살 부리면 안 되겠지?

함께
먹으면

안 돼요!

병원에 가면 의사 선생님은 항상 약을 두 가지 이상 처방해 줘. 감기약과 같이 단순히 증상을 가라앉히는 약은 해열 진통제, 콧물약, 기침약과 같이 증상별로 약을 먹게 돼. 고혈압 약의 경우엔 약에 따라 혈압을 낮추는 방식이 다양하고, 어떤 사람은 여러 약을 함께 써야만 효과가 있어. 결핵 약이나 에이즈 약은 병을 일으키는 세균과 바이러스가 내성이 생기지 않도록 한꺼번에 여러 종류를 쓰는 경우가 많아. 이렇게 한 번에 여러 약을 쓰는 방법을 '칵테일 치료법'이라고 부르지.

어쩔 수 없이 여러 약을 함께 써야 하는 경우가 있기는 하지만, 여러 종류의 약을 함께 먹는 건 정말 주의가 필요한 일이야. 과학

 주니어 대학

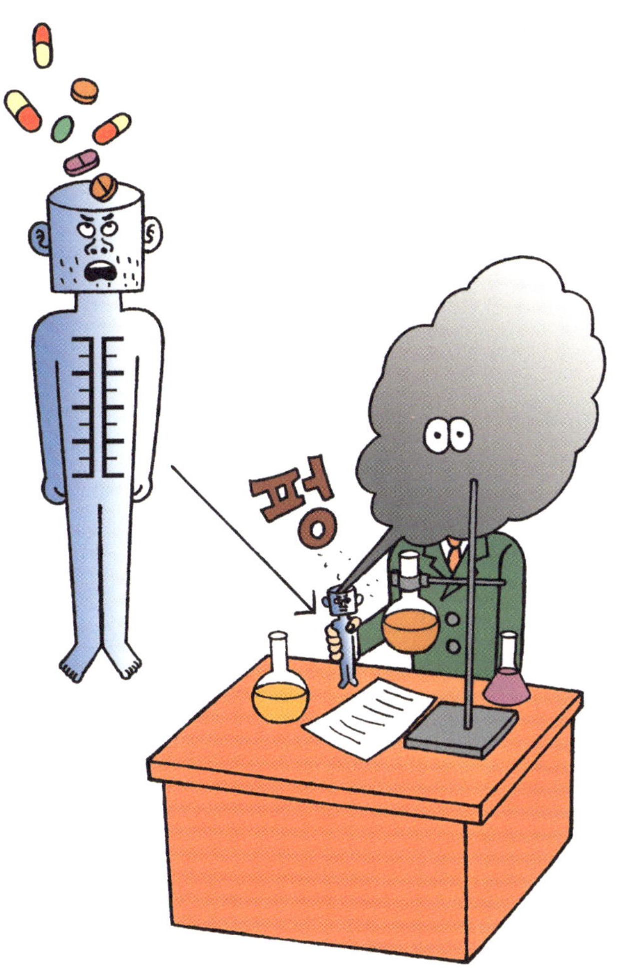
펑

시간에 배운 산과 염기의 화학 반응처럼, 두 가지 이상의 약을 함께 먹으면 몸속에서 다양한 변화가 일어날 수 있거든. 가령 제산제를 변비약인 비사코딜과 같이 먹었다고 해 볼까? 염기성을 띤 제산제는 위산을 중화시켜서 속 쓰림을 줄여 주고, 비사코딜은 큰창자를 자극해서 똥을 내보내도록 하는 작용을 해. 비사코딜은 큰창자에서 녹아야 그 효과를 볼 수 있기 때문에 대개 '장용정'으로 만드는데, 염기성인 제산제와 함께 먹을 경우 장에 가기 전에 녹아 버려서 제대로 효과를 볼 수 없게 되지.

우리 몸은 실험실의 비커보다 훨씬 복잡하고 살아 있는 생명체라서 더 다양한 변화가 일어날 수 있어. 가령 간에서 특정 효소가 더 많이 만들어지게 하거나, 반대로 특정 효소가 제대로 작용하지 못하도록 막는 약들이 있어.

예컨대 결핵 약인 리팜피신은 간에 있는 몇 가지 효소를 더 많이 만들어 내는 대표적인 약이야. 그 효소들에 의해 분해되는 약들을 리팜피신과 함께 먹으면 효과가 제대로 나타날 수 없지.

반대로 속 쓰림 치료약으로 쓰이는 시메티딘은 간에 있는 몇 가지 효소를 억제하는 대표적인 약이지. 그 효소들에 의해 분해되는 약들을 시메티딘과 함께 먹으면, 리팜피신의 경우와는 정반대

로 예상보다 훨씬 큰 작용이 나타나게 돼. 약은 아니지만 자몽 주
스도 시메티딘과 비슷한 작용을 하니까 주의해야 해.

모든 약에는 부작용이 있지만, 하나하나의 약을 적절하게 사용
했더라도 함께 사용하면 예상하지 못한 일이 일어날 수 있어. 병
이 제때 낫지 않아 고생하는가 하면, 약의 효과나 부작용이 훨씬
커져서 위험해지기도 해. 먹는 약의 종류가 많아질수록 이런 문제
가 일어날 가능성이 높아지겠지.

05

약물 중독은 너무 무서워!

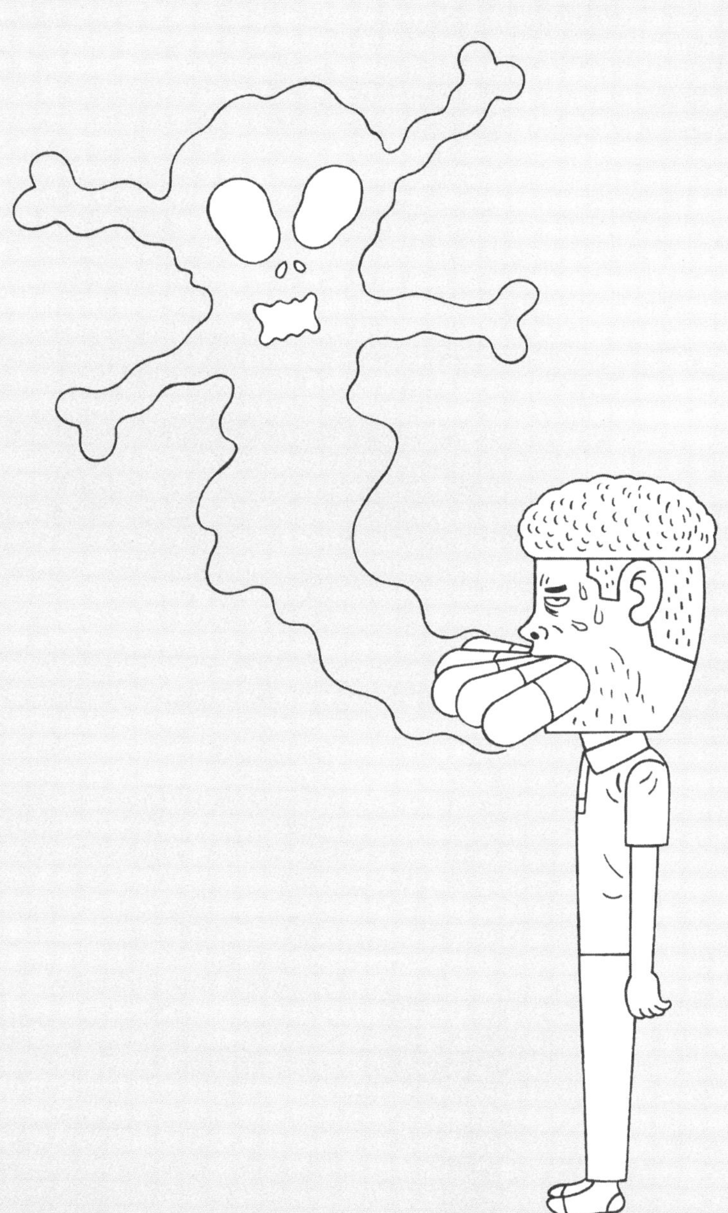

모든
약은

독이다

16세기 스위스의 과학자 파라셀수스는 "모든 물질은 독이다. 독성이 없는 물질은 없다. 독인지 아닌지를 결정하는 것은 오직 그 양이다."라고 말했는데, 이 말은 약에 대해서도 마찬가지로 적용될 수 있어. "모든 약은 독이다. 독성이 없는 약은 없다. 독이냐 약이냐를 결정하는 것은 오직 그 양이다."라고 말이야.

약은 종종 동전의 양면, 혹은 양쪽에 날이 있는 칼에 비유돼. 하나의 동전에 앞면과 뒷면이 있는 것처럼 하나의 약은 항상 효과와 부작용이 함께 있어. 약은 양날의 칼이어서 효과라는 한쪽 날로 우리에게 도움을 줄 수 있지만 부작용이라는 반대쪽 날로 피해를 줄 수도 있지.

약의 효과나 부작용의 크기는 주로 그 양에 따라 결정돼. 가령 약을 너무 적게 먹으면 효과가 작아서 병을 제대로 치료할 수 없지만, 약을 너무 많이 먹으면 부작용이 커져서 더 이상 약이 아니라 독이 되거든. 따라서 약의 효과와 부작용을 저울질해서, 치료 효과를 볼 수 있으면서도 부작용은 감당할 수 있는 적절한 용량 범위를 결정하게 돼.

한 예로 아스피린은 해열, 진통, 소염 효과를 위해 쓸 때 나이와 상태에 따라 한 번에 100~500밀리그램씩 하루 두세 번 먹도록 정해져 있어. 한편 그보다 적은 양인 75~300밀리그램을 하루 한 번씩 먹으면 부작용은 크지 않으면서 심장 질환이나 뇌혈관 질환 예방에 효과가 있다고 해. 어른들 중에 의사나 약사에게 조언을 구하지 않고 높은 용량의 아스피린을 매일 먹다가 위에 병이 생기는 경우가 가끔 있어. 적절한 양과 다른 분량의 약을 먹으면 부작용이 크게 일어날 수 있다는 생각을 못 한 거지.

아스피린은 비교적 안전한 약이어서 의사 선생님의 처방 없이 약국에서 사 먹을 수 있지만, 함부로 먹으면 위험해.

병원에서 준 처방전으로 약을 지으면 그때 다 먹는 게 중요하다. 약을 남겨 뒀다가 다음번에 비슷한 증상이라고 함부로 먹는 건 위험하다. 언뜻 비슷해 보여도 실제 몸 상태는 다를 수 있기 때문에 부작용이 생길 수 있다. 게다가 처방약은 일단 개봉된 데다, 여러 약이 섞여 있기 때문에 확실한 유효 기간도 알 수 없다.

주니어 대학

특히나 심장 질환이나 뇌혈관 질환에 걸릴 가능성이 높지 않은데 평소에 속이 자주 쓰린 사람이라면 먹지 않는 편이 좋아.

약이 식품 의약품 안전처의 허가를 받고 판매되기 위해서는 동물 실험과 인체 실험을 통해 알맞은 용량이 결정되어야 해. 먼저 동물 실험에서는 약의 양을 조금씩 늘려가면서, 약을 준 동물들 중 절반에서 효과가 나타나는 용량(50퍼센트 유효량)과 동물들 중 절반이 죽는 용량(50퍼센트 치사량)을 재지. 이 용량을 기준으로 사람에게 실험을 하는데, 마찬가지로 약의 양을 조금씩 늘려가면서 효과가 나타나는 가장 작은 용량(최소 유효량)부터 독성이 나타나는 가장 작은 용량(극량)을 재서 약의 용량으로 사용해.

유효량이 크고 치사량(또는 극량)이 작을수록, 즉 많은 양을 먹어야만 효과가 나타나면서도 적은 양으로도 독성이 나타나고 죽음에까지 이를 수 있다면, 위험한 약이라고 할 수 있어. 의사의 처방이 있어야만 구할 수 있는 전문약과 처방이 없어도 약국에서 살 수 있는 일반약의 구분은 이러한 위험성을 기준으로 정해지지. 만일 유효량이 치사량(또는 극량)보다 크거나 같다면, 즉 효과가 나타나기도 전에 독성이 나타난다면 그 물질은 약이 아니라 독이라고 볼 수 있어.

하지만 이렇게 실험을 통해 결정된 용량은 일반적인 조건에 따른 기준이야. 먹는 사람의 상태에 따라 용량을 달리 해야 하는 경우도 많지. 가령 당뇨병 약으로 쓰는 인슐린은 사용하는 사람의 혈당량이 얼마나 높은지에 따라 사용할 양을 결정하게 돼. 만일 적절한 양보다 많이 쓰게 되면 저혈당증이 오게 되고 의식을 잃을 수도 있어. 그래서 의사 선생님이 약의 특성과 환자의 상태를 모두 고려해서 약을 처방해 주는 거야.

또 약의 용량과 상관없이 전혀 예측할 수 없는 부작용이 나타나는 경우도 있어. 예컨대 아나필락시스 쇼크는 어떤 약을 사용했을 때 우리 몸의 면역 체계가 지나치게 예민하게 반응하는 현상으로, 사람에 따라 또 약에 따라 대중없이 일어나. 심하면 죽을 수도 있는 심각한 부작용이지만, 일단 약을 사용해서 그러한 반응이 일어난 뒤에야 '이 사람은 그 약을 쓰면 안 된다.'는 사실을 알 수 있지.

우리 몸은 스스로 균형을 이루기 때문에, 병에 걸린 몸을 치료하고자 약을 먹는다 해도 마찬가지야. 약이라는 낯선 물질을 먹으면 몸 전체의 균형이 달라질 수 있어. 더군다나 약이 근본적인 원인을 고치는 게 아니라 어느 한 증상만을, 그것도 원인과는 전혀 다른 방식으로 건드린다면 어떻게 될까? 당장의 증상은 없앨 수 있을지 모르지만, 몸 전체의 균형을 깨트려 다른 곳이 아파질 수도 있는 거지.

『병원이 병을 만든다』라는 책을 쓴 오스트리아의 철학자 일리

 주니어 대학

히는 우리가 병에서 낫기 위해 의료를 이용하지만, 의료는 사실 득보다 해가 많다고 주장했어. 수술 후의 부작용이나 약으로 인해 생긴 병 등을 예로 들면서, 이것들을 '의원병(의료가 원인이 된 병)'이라고 불렀지.

이제 '앞으로는 약을 절대로 먹지 않겠어!' 같은 생각이 들지 모르겠어. 약은 우리 몸에 피해를 줄 수 있는 위험한 물건이기도 하지만, 우리 몸의 병을 고치고 예방할 수 있는 쓸모 있는 물건이기도 해. 약을 완전히 무시하거나 약에 지나치게 의존하는 것, 양쪽 모두 좋은 태도는 아니야. 가장 좋은 태도는 약의 좋은 점과 나쁜 점을 잘 알고, 현명한 판단을 내리는 것이겠지.

내성과 중독,

나의 문제이자
사회의 문제

지저분한 화장실에 들어가면 처음엔 불쾌한 냄새가 코를 찌르지만 시간이 지나면 곧 느껴지지 않게 되지? 이런 현상은 약을 먹을 때도 비슷하게 일어나. 앞서 말했듯이 약은 우리 몸에서 세포의 수용체에 결합해서 그 효과를 나타내.

그런데 같은 약을 반복해서 먹으면 세포는 수용체의 개수를 줄이거나, 수용체가 덜 민감해지게 조절해서 전달되는 신호의 세기를 줄이려고 해. 평소처럼 균형을 유지하고 싶기 때문이야. 이렇게 되면 같은 양의 약을 먹어도 효과가 전보다 작게 나타나. 이러한 현상을 가리켜 "내성이 생겼다."고 하지. 전과 같은 효과를 보기 위해서는 더 많은 양의 약을 사용해야 해. 사용하는 약의 양이 늘어날수록 부작용도 늘어난다는 사실을 생각하면 약에 내성이 생기는 건 위험한 일이지. 약의 효과에 내성이 생긴다고 해서 부작용에도 똑같이 내성이 생기지는 않거든.

내성은 어떤 약을 사용하든 생길 수 있지만, 흔히 진통제나 제산제와 같이 근본적인 원인이 아닌 증상만을 줄여 주는 약, 그러면서도 반복해서 자주 사용하는 약을 쓸 때 쉽게 나타나.

진통제를 반복해서 먹으면 같은 양을 먹어도 효과가 전보다 못하고, 때로는 약 사용을 멈췄을 때 두통이 더 심해지는 '반동성 두통'이 생기기도 해.

또 제산제를 먹어서 위산이 중화되면 우리 몸은 '위산이 부족하구나.' 하고 판단해 위산을 더 만들기 때문에 결국 속 쓰림이 다시 나타나기도 해. 그럼 더 많은 양의 제산제를 먹어야 하는 악순환이 반복되겠지.

앞서 항생제를 적절하게 사용하지 않으면 세균에서 내성이 생긴다는 얘기도 했지? 사람의 몸이 외부에서 들어오는 약의 자극으로부터 스스로 균형을 이루려고 하는 것처럼, 세균도 자기를 죽이려 하는 약으로부터 스스로를 보호하기 위해 몸을 계속 바꾸기 때문에 일어나는 현상이야.

신경 안정제나 수면제, 마약성 진통제와 같이 중추 신경계를 억제하는 약들을 반복해서 먹는 경우에는 문제가 더 심각해. 내성이 생길 뿐만 아니라 약이 없으면 정상적인 생활을 할 수 없는 상태까지 이를 수 있거든. 이러한 현상을 '의존성'이 생겼다고 하는데, 흔히 '중독'이라고 표현하지. 실제로 알코올 중독은 약물 중독과 똑같은 현상이야.

의존성이 생기는 이유는 습관적인 것도 있지만, 더 중요한 까닭은 몸이 약을 계속 받아들이는 것에 익숙해져 버렸기 때문이야. 약을 끊고 싶은 마음이 있다고 해도, 막상 끊고 나면 정신적인 변화와 몸에 나타나는 변화 때문에 완전히 끊기가 아주 힘들어지지. 일단 약을 끊으면 대개 원래 약의 효과와 정반대 방향의 증상이 나타나게 돼. 심박수가 높아지거나 손발이 떨리는 등 가벼운 증상에서 헛것이 보이거나 경련이 일어나는 등 심각한 증상까지 있는데, 약을 먹으면 곧 사라지지.

일반적으로 내성은 몇 시간 혹은 며칠이 지나면 사라져 평소 상태로 돌아오지만, 의존성이 생기면 원래 상태로 되돌아오는 데 몇 달이나 몇 년이 걸려. 어떤 경우에는 약을 먹기 전과 같은 상태로는 영영 돌아오지 못하기도 해. 또 갑자기 약을 끊을 수 없기 때문에 의존성을 치료하려면 오랜 기간에 걸쳐 조금씩 양을 줄여 가는 고통스러운 과정을 거쳐야 하지. 그러니 가장 좋은 방법은

주니어 대학

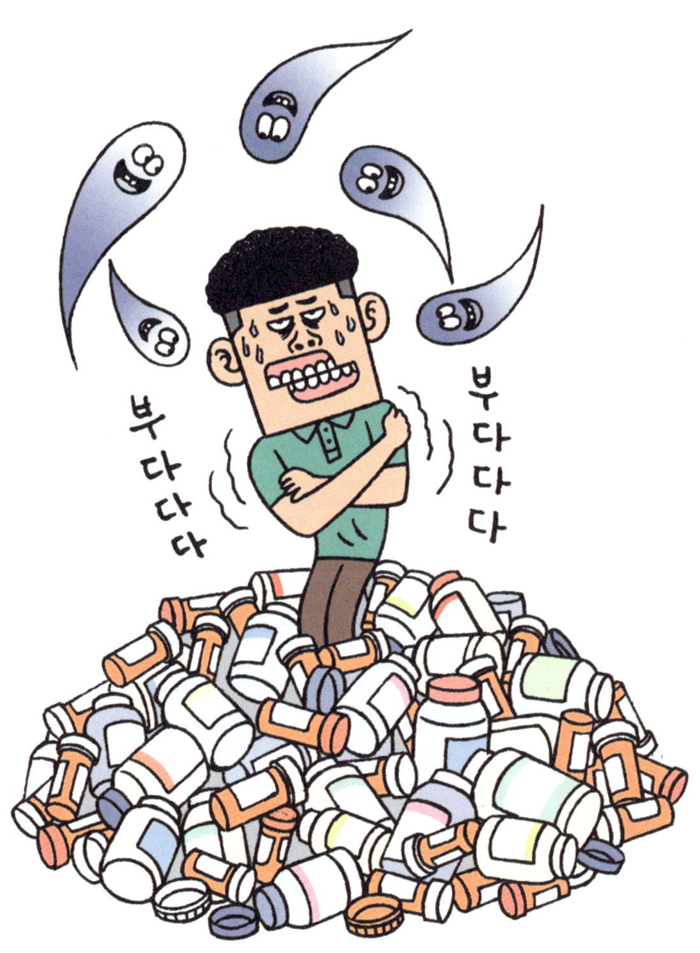
부다다다
부다다다

아예 처음부터 중독성이 강한 약을 사용하지 않는 것이라고 할 수 있어.

할리우드 스타가 약물 중독으로 죽었다는 소식을 종종 듣게 되는데, 주로 신경 안정제, 수면제, 마약성 진통제가 원인인 경우가 많아. 약에 의존성이 생겨 끊지 못하는 데다 내성이 생겨 점점 더 많은 양을 먹다 보니 심장이나 호흡에 문제가 생겨 결국 죽음에 이르는 거지.

약으로 인한 내성과 중독은 약을 잘못 사용하거나 지나치게 많은 양을 사용하지 않아야 한다는 것을 똑똑히 보여 줘. 나 자신에게 문제가 생길 뿐만 아니라 사회 전체에 영향을 미치지.

가령 항생제 내성은 전 인류의 문제라고 할 수 있어. 2001년부터 2003년까지 유럽에서 조사한 연구에 따르면, 폐렴을 일으키는 폐렴 연쇄상 구균은 항생제 페니실린에 대한 내성률이 24.6퍼센트, 항생제 마크로라이드에 대한 내성률은 무려 28퍼센트라고 해. 이들 항생제가 개발된 이후 불과 60~70년 만에 일어난 일이야. 최근에는 어떤 항생제를 사용해도 죽지 않는 '슈퍼 박테리아'도 나타나서 사람들을 두려움에 떨게 하고 있지.

나만
생각하면

나도
건강할 수 없다

'나비 효과'라는 말 들어 봤어? 브라질에 있는 나비의 날갯짓이 미국 텍사스에 토네이도(미국 중남부에서 일어나는 강렬한 회오리바람)를 일으킬 수도 있다는 과학 이론이지. 미국의 기상학자 로렌츠가 제안한 개념인데, 작은 변화가 결과적으로 엄청난 변화를 초래할 수도 있다는 뜻이야.

인체와 마찬가지로 생태계는 무척 정교한 방법으로 스스로 균형을 이루고 있어. 사람의 힘으로는 흉내 낼 수도 완벽하게 이해하기도 힘들 정도지. 그런데 우리 인간이 분별없이 화석 연료를 사용하고 육류를 마구 소비하는 바람에 지구에 기후 변화라는 엄청난 재앙이 일어나고 있어. 우리가 대수롭지 않게 사용한 약이 예상치 못한 엄청난 부작용을 일으키는 것처럼 욕심을 채우려는 인간의 행위가 생태계의 균형을 깨트렸기 때문이지.

그런데 우리가 사용하는 약 또한 생태계 파괴의 주범이라는 사실을 알고 있어? 약은 우리 몸의 기능에 영향을 미치는 물질이지. 사람도 동물의 한 종일 뿐이라는 걸 생각하면, 약이 사람만이 아닌 생태계의 다른 생물체에도 영향을 미칠 수 있다는 걸 쉽게 짐작할 수 있어.

우리가 먹는 약은 몸속에서 효과를 낸 뒤에 똥과 오줌으로 내보내져. 똥과 오줌에 들어 있는 약은 대부분 처음보다 효과가 떨어진 약이지만 여전히 환경에 영향을 미칠 수 있어. 또 어떤 사람들은 사용하지 않은 약을 하수구나 변기, 쓰레기통에 함부로 버리기도 하지.

몸 밖으로 내보내지거나 버려진 약들은 하수 처리장을 거쳐 강이나 바다, 호수로 흘러 들어가. 그런데 하수 처리장은 흔한 오염 물질들을 일정 수준으로 정화할 뿐, 세상에 존재하는 모든 화학 물질을 완벽히 처리하지는 못한다는 것이 문제야. 그 때문에 강물을 비롯해 우리가 사용하는 수돗물까지 많은 종류의 약으로 오염되었다는 사실이 잇따라 보고되고 있어. 우리 몸뿐 아니라 다른 생물체들의 기능에 영향을 미칠 수 있는 약들이 우리도 모르는 사이에 환경을 오염시키는 거야.

     주니어 대학

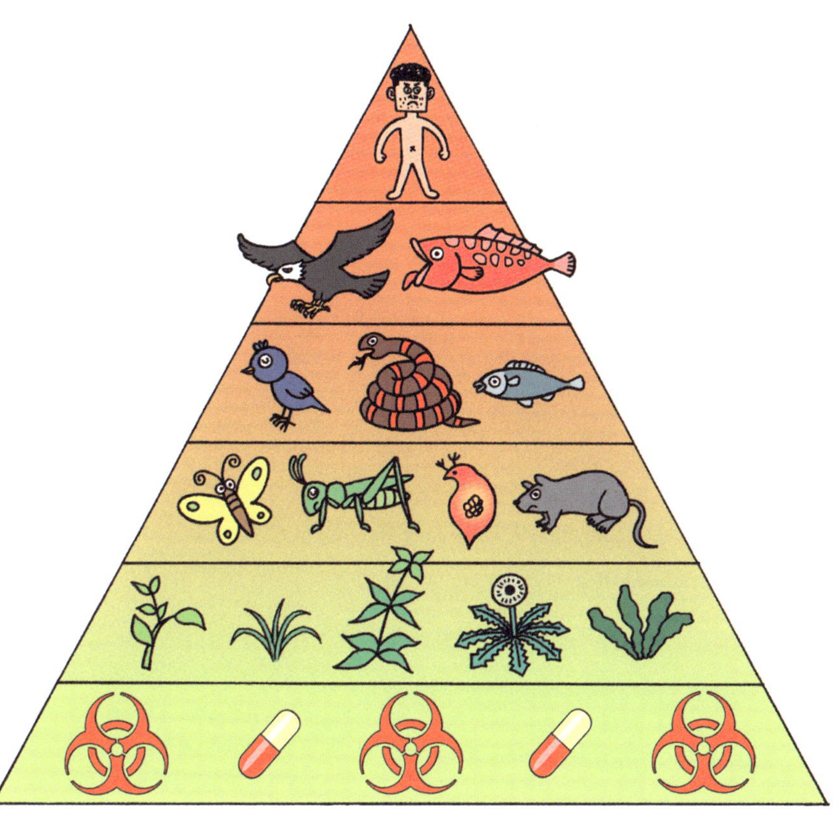

한편 가축에 사용하는 약도 생태계 파괴의 중요한 원인이야. 가축이 병에 걸렸을 때 약을 사용하기도 하지만, 병에 걸리지 않았어도 일상적으로 약을 쓰는 경우가 많다는 게 문제야. 고기, 달걀, 우유의 소비가 늘어나면서 예전과 같이 가축을 놓아먹이기보다는 좁은 공간에 몰아넣고 기르는 경우가 많아졌기 때문이지. 이러한 환경에서는 자연 상태보다 각종 병에 걸릴 확률이 높은 데다, 한 마리가 병에 걸리면 순식간에 다른 동물들까지 병이 옮을 수 있거든. 가축을 키우는 사람들은 큰 손해를 보지 않기 위해 병에 걸리지 않은 동물한테도 미리 항생제를 사용하는 일이 많아. 또 가축의 성장을 촉진할 목적으로 항생제나 호르몬제를 사용하기도 하지.

가축에 사용하는 약은 상대적으로 관리가 허술하기 때문에, 가축의 몸에 있는 세균은 항생제에 대한 내성이 사람에 비해 훨씬 심각한 수준이야. 우리가 고기나 달걀, 우유를 먹으면 그 속에 남아 있는 약이나 항생제 내성균이 사람에게 직접 문제를 일으킬 수 있고, 가축의 배설물에 들어 있는 약이 환경도 오염시키지.

항생제 내성균이란 항생제에 내성이 생긴 세균을 말한다. A라는 항생제에 내성이 생긴 균을 'A 내성균', B라는 항생제에 내성이 생긴 균을 'B 내성균'이라고 부른다. 두 가지 이상의 항생제에 내성이 생긴 균을 '다제 내성균'이라고 하고, 어떤 항생제도 듣지 않는 균을 '슈퍼 박테리아'라고 한다.

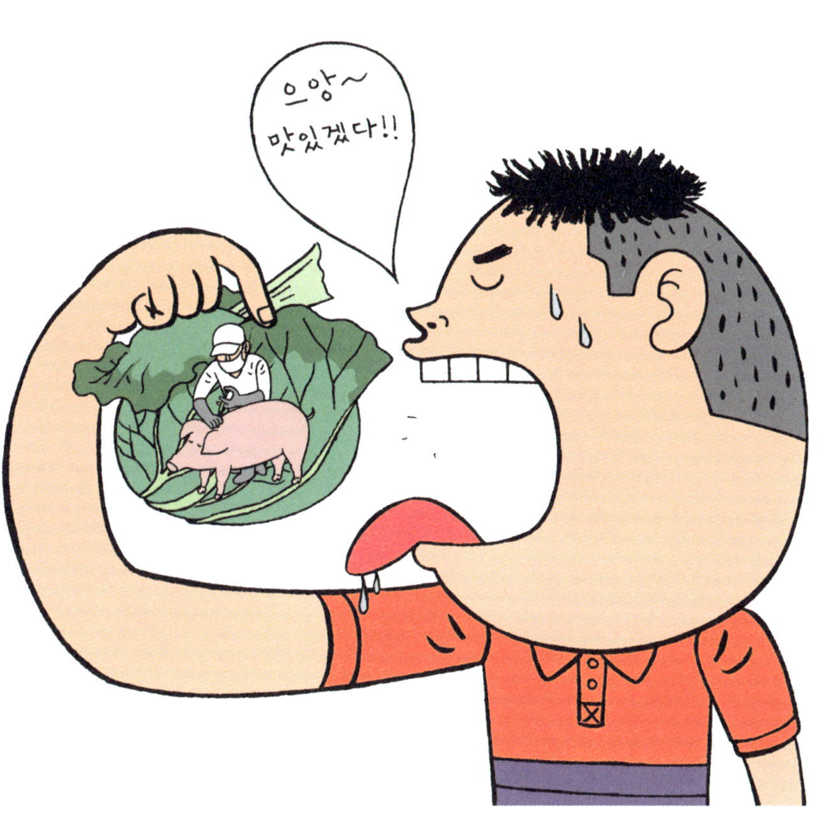
으앙~
맛있겠다!!

자연 환경으로 내보내진 약이 다른 생물들에게 어떤 영향을 미치는지 밝히는 연구가 여전히 진행 중이야. 하지만 세균을 죽이는 항생제, 암세포를 죽이지만 정상 세포에도 영향을 미치는 독성이 있는 항암제 등은 그 영향이 심각하리라고 쉽게 짐작할 수 있어.

최근에는 하수 처리장에서 약을 걸러 낼 수 있는 다양한 방법들이 연구되고 있어. 약국이나 보건소에서는 '폐의약품 수거함'을 갖춰 두고, 모아진 약들은 환경에 나쁜 영향을 가장 적게 끼칠 수 있는 방법으로 태워 없앤다고 해. 물론 이러한 방법들이 환경에 나쁜 영향을 전혀 주지 않는다고는 볼 수 없지. 사실 모든 약을 완벽하게 처리할 수 있는 방법을 찾아낸다는 건 불가능에 가까운 일이야.

그러니 잘 버리기 이전에 버릴 약이 생기지 않게 하는 것, 꼭 필요한 만큼만 사용하는 것이 무엇보다 중요해. 또 우리가 먹는 음식이 어떤 재료로 만들어졌는지, 그 재료는 어디에서 어떻게 키워졌는지에 대해서도 관심을 가져야겠지.

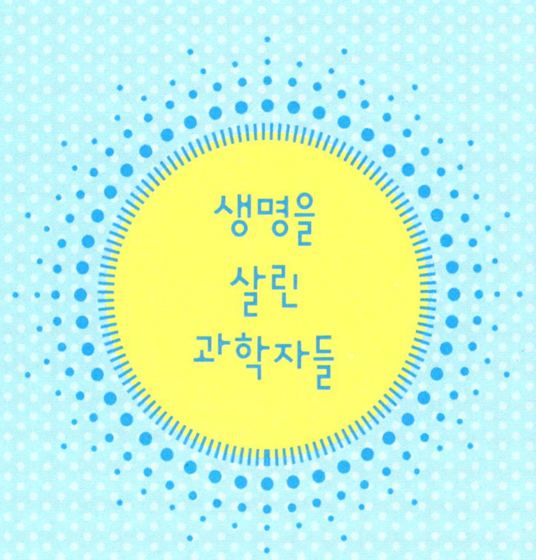
2부
생명을
살린
과학자들

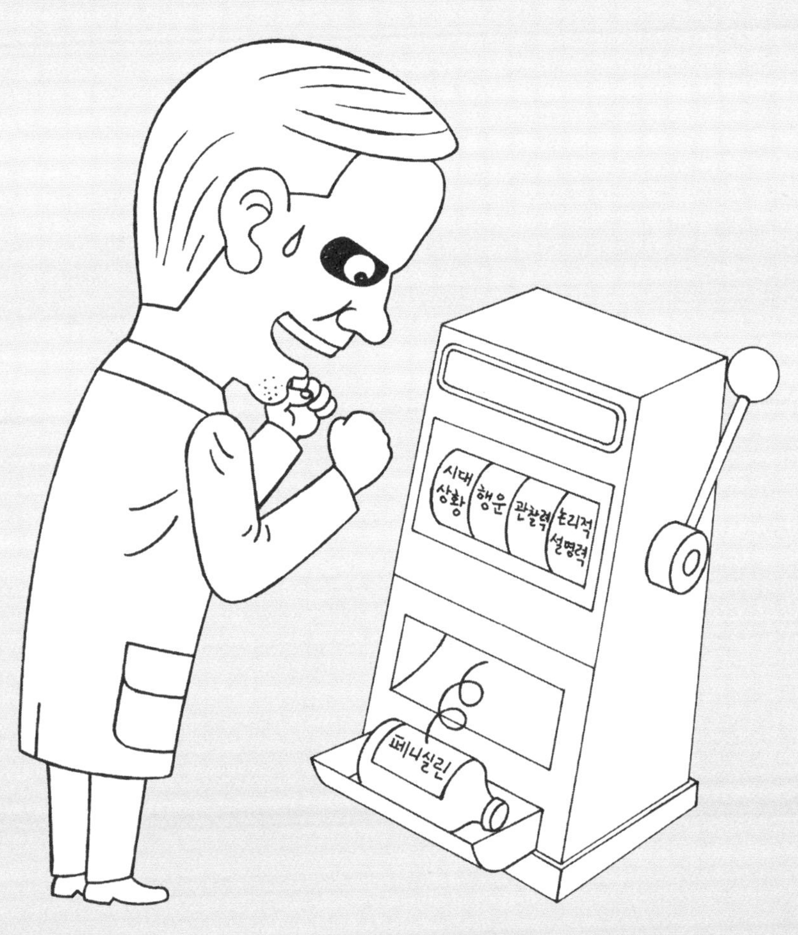

시대상황
행운
관찰력
논리적 설명력
페니실린

01

페니실린을 발견한 플레밍

항생제 내성의
위험을 경고한

과학자

"페니실린은 인류에게 큰 도움이 될 것입니다. 하지만 꼭 필요한 경우에만 적절한 양을 적절한 기간 동안 사용해야 합니다. 그렇지 않으면 세균은 페니실린에 내성을 키울 것이고, 이는 장차 큰 문제가 될 것입니다."

최초의 항생제, 페니실린을 발견했던 플레밍은 이와 같은 경고를 반복해서 얘기했어. 하지만 사람들은 플레밍의 경고에 충분한 주의를 기울이지 않았지. 페니실린의 발견으로 마치 세균과의 전쟁에서 승리한 것처럼 기뻐하고 있었거든. 얼마 지나지 않아 그것이 큰 착각이었다는 것을 깨닫게 되지만 말이야.

인류의 역사를 바꿀 커다란 발견을 한 과학자는 많지만, 그 발

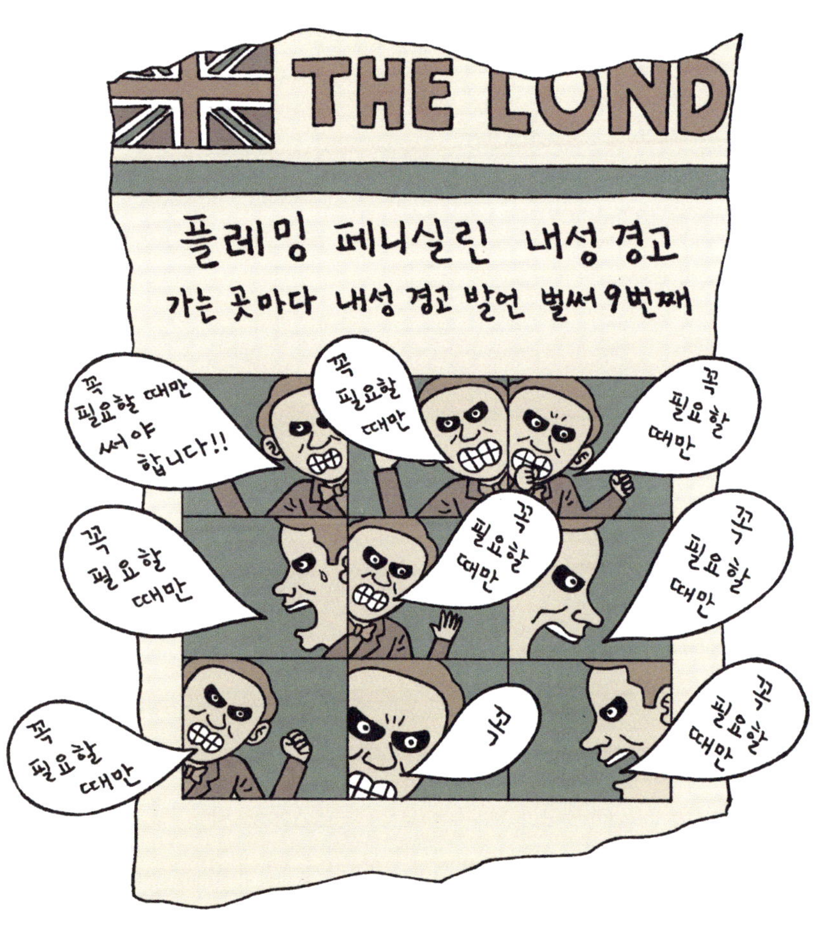

THE LOND
플레밍 페니실린 내성 경고
가는 곳마다 내성 경고 발언 벌써 9번째
꼭 필요할 때만 써야 합니다!!
꼭 필요할 때만
꼭 필요할 때만
꼭 필요할 때만
꼭 필요할 때만
꼭 필요할 때만
꼭 필요할 때만
꼭 필요할 때만
꼭
꼭 필요할 때만

견을 어떻게 사용해야 하는지를 생각했던 과학자는 그리 많지 않아. 사람을 죽이는 무기 개발에 도움을 줬던 수많은 과학자만 봐도 알 수 있지. 약은 사람을 살리기 위한 물건이지만 약을 만드는 과학자들 또한 그 약이 누구에게 어떻게 사용되고, 어떤 결과를 낳을지에 대해서는 끊임없이 고민해야만 해.

최초로 항생제를 발견한 플레밍은 뛰어난 과학자이자 자신의 발견이 잘못 사용될 경우 어떤 결과를 가져올지에 대해서도 생각했던 현명한 과학자였어. 그가 처음 항생제 내성에 대해 경고했을 때 사람들이 조금만 더 주의를 기울였더라면, 모든 종류의 항생제를 다 쓰고도 병이 낫지 않아 죽어 간 수많은 사람을 분명 살릴 수 있었을 거야.

플레밍은 과연 어떻게 항생제를 발견할 수 있었을까?

우연히 발견한

페니실린

플레밍은 1881년 영국 스코틀랜드의 작은 농장에서 8형제 중에 일곱째로 태어났어. 아버지는 농부였고, 어머니 또한 농부의 딸이었지. 아버지가 일곱 살 때 돌아가셔서 가정 형편은 힘들었지만, 플레밍은 장학금을 받아서 고등학교와 런던에 있는 왕립 과학 기술 전문학교를 다닐 수 있었어.

졸업 후 선박 회사에서 일하던 플레밍은 삼촌이 돌아가시며 남긴 약간의 유산을 물려받았어. 그때 의사였던 형의 권유로 패딩턴에 있는 세인트 메리 병원 의과 대학에 들어가게 되었지.

대학을 졸업한 후에는 세인트 메리 병원에 있는 라이트 교수의 연구실에 들어가게 되었어. 이 연구실은 면역력과 백신에 대한 연

 주니어 대학

구를 주로 하던 곳이었어. 덕분에 플레밍은 미생물과 질병 간의 관계, 감염병을 예방하고 치료하기 위한 방법에 대해 깊이 있게 연구할 수 있었지.

플레밍은 1차 세계 대전 기간 동안 왕립 군사 의무단에서 일하면서 병사들의 상처에 생기는 감염증을 연구할 기회를 얻었어. 그리고 당시에 사용하던 소독약이 세균을 죽이는 속도보다도 더 빠르게 사람의 면역 기능을 파괴하는 문제를 두고 고심했지.

당시에는 먹는 항생제가 개발되기 전이었기 때문에 소독약만을 사용했어. 소독약은 상처 표면의 세균은 죽일 수 있었지만 깊은 곳의 세균은 죽일 수 없었지. 따라서 상처 깊은 곳에 세균이 남아 있는 상태에서 면역 기능까지 파괴되면, 환자는 죽을 수밖에 없었어. 플레밍은 감염 자체보다 소독약 때문에 더 많은 사람이 죽는다고 주장했지.

전쟁이 끝나고, 다시 세인트 메리 병원으로 돌아온 플레밍은 효과적으로 세균을 죽이면서도 독성이 없는 약을 개발하는 일에 골몰하게 되었어. 플레밍이 페니실린을 발견하게 된 데에는 엄청난 행운이 따랐어. 하필이면 그가 포도상 구균을 키우던 배양 접시가 오염됐는데, 그게 푸른곰팡이였으니 말이야. 후에 밝혀진 사실이지만, 페니실린을 처음 발견한 사람은 플레밍이 아니었어. 플레밍이 페니실린 발견을 발표하기 약 50년 전인 1871년 푸른곰팡이가 세균이 자라는 것을 막을 수 있다는 것이 이미 보고되었지. 하지만 당시에는 세균이 몸에 들어와 병을 일으킨다는 '세균설'이 아직 완전히 자리를 잡기 전이었어. 수술을 할 때 세균 감염을 막기 위해 손이나 수술 도구를 소독해야 한다는 주장을 영국의 외과 의사 리스터가 한 것이 겨우 1865년이었음을 생각하면 그리 놀라운 일은 아니야. 요즘에는 누구나 손을 깨끗이 씻어야 감기나 식중독 같은 감염병에 걸리지 않는다는 걸 알고 있지만, 당시에는 의사들조차 그걸 몰랐거든. 그러니 곰팡이가 만들어 내는 물질이 세균을 죽일 수 있고, 그 물질로 병을 치료할 수 있다는 개념은 쉽사리 받아들여지기 어려운 상황이었어. 플레밍은 시대를 잘 타고 났다고 볼 수 있어.

물론 플레밍의 날카로운 관찰력이 없었더라면 페니실린은 그저 휴지통에 던져졌을지도 몰라. 페니실린을 발견하기 6년 전, 플레밍은 동물의 눈물이나 침에 들어 있는 라이소자임이라는 효소를 발견했어. 라이소자임은 세균의 세포벽을 분해하기 때문에 항균 작용을 하지. 즉 플레밍은 한 생물체에서 자연적으로 분비되는 물질이 다른 생물체를 죽일 수 있다는 원리를 이미 알고 있었던 거야.

좁은 범위의 '항생 물질'은 미생물이 만들어 내는 물질로 다른 미생물이나 생물 세포를 선택적으로 억제하거나 죽이는 효과를

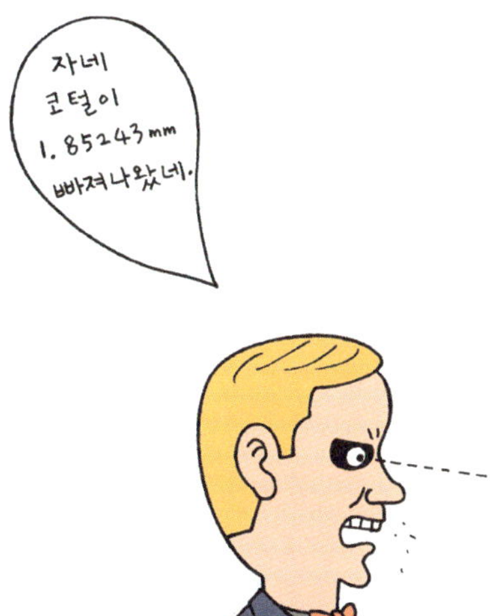

자네
코털이
1.85243mm
빠져나왔네.

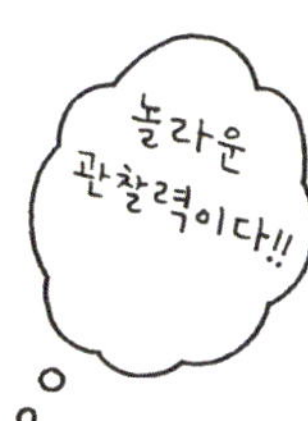

놀라운
관찰력이다!!

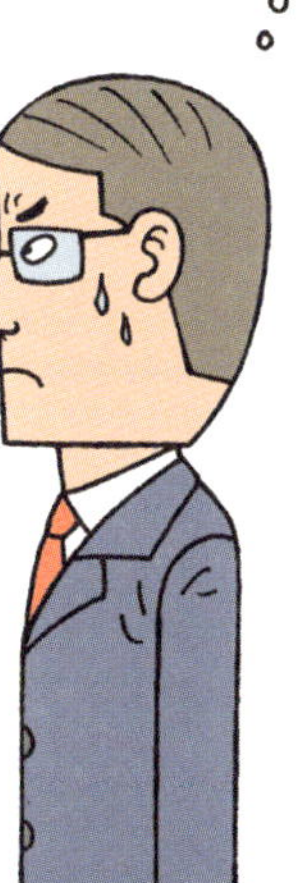

가진 물질을 말해. 넓은 범위에서는 라이소자임이나 합성 항생 물질처럼 미생물이 만들어 내지 않은 것도 포함되지. 미생물 간에 서로 성장을 억제하는 현상에 대해서는 훨씬 이전부터 알려져 있었지만, 그러한 효과를 가진 특정 물질이 있다는 것은 플레밍이 처음 제안한 거야. 아무리 놀라운 과학적 발견이라도 논리적으로 타당한 설명이 뒷받침되지 않으면 널리 받아들여지기가 힘든데, 플레밍은 이를 잘 설명해 냈지.

플레밍은 차근차근 계획을 세워서 페니실린의 효과를 확인하는 실험을 했어. 먼저 발견한 곰팡이를 따로 키워서 거른 다음, 그 액을 묽게 해서 세균에 처리했어. 그러자 세균의 성장이 억제되었고, 곰팡이가 분비하는 물질이 효과를 나타낸다는 것을 확실히 알 수 있었지.

무엇보다 중요한 발견은 곰팡이를 키운 배양액을 동물에 주사했을 때에도 페니실린은 큰 독성이 없었다는 거였어. 살바르산과 같은 화학 요법제나, 1차 세계 대전 때 사용되었던 소독약은 사람에게 미치는 독성이 크다는 문제점이 있었거든. 다행히 페니실린은 면역 기능에도 전혀 해가 되지 않았어.

플레밍은 페니실린을 필요한 것보다 너무 적은 양을 사용하거나, 혹은 너무 짧은 기간 사용하면 세균이 곧 내성을 키운다는 사실도 알아냈어.

 주니어 대학

하지만 페니실린을 약으로 사용하기에는 여전히 많은 문제가 있었어. 우선 푸른곰팡이는 키우기가 까다로웠고, 곰팡이에서 페니실린을 순수하게 분리해 내는 것 또한 만만치 않은 일이었거든. 또 페니실린이 세균을 죽이려면 네 시간 정도가 걸리는데 막상 동물에 주사한 뒤 두 시간만 지나면 약이 곧 효과를 잃어버렸어.

플레밍은 1929년에 페니실린의 발견에 대해 논문을 발표했지만 학계의 주목을 별로 받지 못했어. 이후 페니실린을 약으로 만들기 위한 연구에서 거의 손을 놓아 버렸어. 그저 세균을 배양할 때 다른 종류의 세균이 오염되지 않게 방지할 목적으로만 페니실린을 사용했지.

2차 세계 대전이

살려 낸 약?

플레밍이 페니실린을 발견한 지 11년 후, 2차 세계 대전이 시작되던 해에 영국 옥스퍼드 대학교의 플로리와 체인은 페니실린을 약으로 만들 연구를 시작했어. 반년 간의 노력 끝에 두 사람은 순수한 페니실린을 분리하는 데 성공했어. 페니실린을 연쇄상 구균에 감염된 쥐 8마리 중 4마리에게 주입한 결과는 놀라웠지. 페니실린을 주입하지 않은 쥐가 모두 죽은 반면 주입한 쥐는 모두 살아남았거든.

1년 후에는 사람을 대상으로 페니실린을 실험했어. 나을 가능성이 전혀 없었던 환자에게 페니실린을 투여했더니, 빠른 속도로 병이 나았지. 하지만 그때까지도 페니실린을 대량으로 만들 기술

　주니어 대학

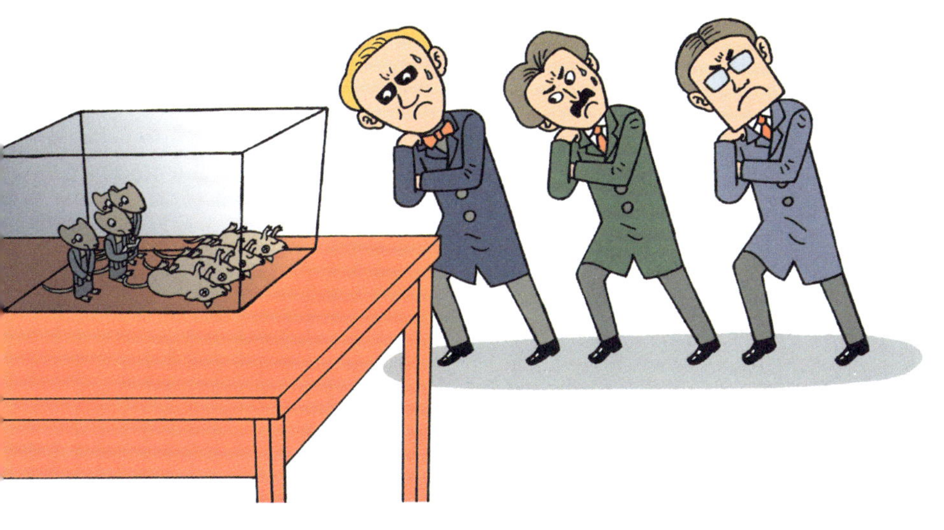

은 없었고, 환자가 완전히 낫기도 전에 만들어 둔 페니실린이 다 떨어져 버렸어. 환자는 결국 죽고 말았지.

1941년 2차 세계 대전에 참전하게 된 미국 정부가 부상병 치료를 위해 페니실린의 대량 생산에 필요한 막대한 자금을 투자했어. 그래서 1943년에는 전쟁터에서, 1944년부터는 일반 사람들 사이에서도 페니실린이 널리 사용될 수 있었어. 1945년 플레밍과 플로리, 체인은 페니실린을 발견하고 약으로 개발한 공로로 노벨상을 받았지.

플로리와 체인 덕분에 자칫 서랍 속에 썩혀 둘 뻔했던 페니실린이 세상의 빛을 보게 되었어. 플레밍이 해결하지 못했던 문제, 즉 푸른곰팡이를 대량으로 키우는 문제, 푸른곰팡이에서 순수한 페니실린을 분리하는 문제, 동물과 사람에서 효과를 확인하는 문제를 플로리와 체인은 해결했지. 플레밍은 물론 놀라운 발견을 했지만 플로리와 체인이 아니었다면, 페니실린이 인류의 역사에 미친 영향력의 의미는 크지 않았을 거야.

플레밍은 비록 페니실린을 약으로 만들지 못했지만, 처음 페니실린을 발견한 푸른곰팡이를 10여 년 간 키우면서 연구를 하고자 하는 사람들에게 나누어 주었다고 해. 플로리와 체인도 플레밍에게서 푸른곰팡이를 받았지. 그러니 페니실린은 플레밍과 플로리, 체인의 합작품이 틀림없어. 영국 런던에 있는 과학 박물관에는 플레밍이 키웠던 푸른곰팡이의 원본이 전시되어 있다고 해.

페니실린은 2차 세계 대전 기간 동안만 해도 수백만 명의 목숨을 살렸고, 고대로부터 인류를 괴롭혀 온 많은 감염병을 관리할 수 있는 길을 처음으로 열었어. 페니실린에서 실마리를 얻어 이후에도 다양한 곰팡이에서 많은 항생제가 속속 발견되었고, 페니실린의 구조를 조금씩 바꿔 가며 또 다른 항생제들이 개발되기도 했어. 그러니 페니실린의 발견을 20세기 가장 중요한 과학 업적 중 하나로 꼽는 것은 당연하다고 볼 수 있지.

페니실린의 대량 생산 이후 미국과 영국을 중심으로 대규모 제약 회사들이 발전하기 시작한 것 또한 기억해 둘 만한 사실이야. 이전까지는 주로 소규모 실험실에서 약이 만들어졌지만, 이때부터 공장에서 대규모로 약을 만들어 내게 되었거든. 미국과 영국의 제약 회사들은 지금도 의약품 생산에 관해 전 세계에서 독점적인 지위를 차지하고 있어.

이렇게 여러 측면에서 인류의 역사를 바꾼 페니실린은 불과 1세기가 지나기도 전에 그 효과를 상당히 잃어버렸어. 내성 때문이지. 아무리 놀라운 과학적 발견이라도 인류가 그것을 현명하게 쓸 수 있는 동안에만 그 발견은 의미를 잃지 않을 수 있어.

02

당뇨병 환자를 구한 밴팅

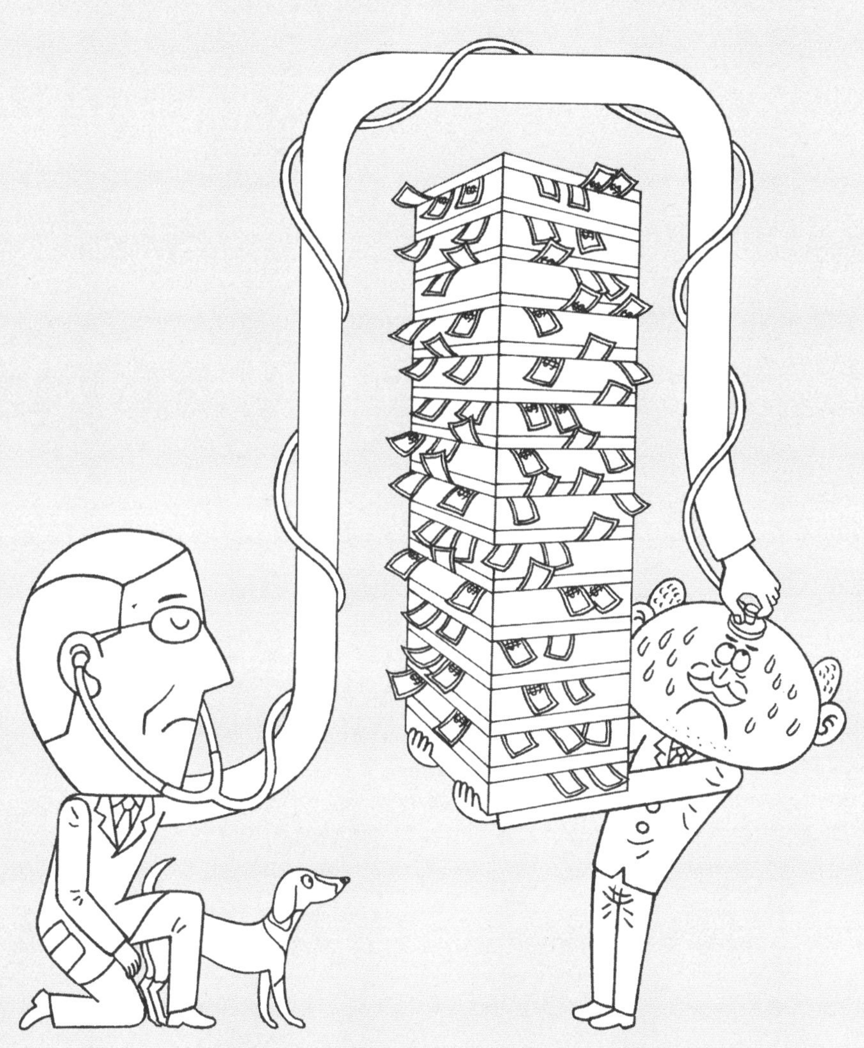

인슐린 특허를

단돈 1달러에
넘기다

　　캐나다의 의사 프레더릭 밴팅은 혈당을 낮추는 호르몬인 인슐린을 동물의 췌장에서 분리해서 당뇨병 약으로 사용할 수 있게 만든 사람이야. 이 공로로 토론토 대학교 생리학 교수 매클라우드와 함께 1923년에 노벨상을 받았지. 함께 연구를 했던 대학원 학생 베스트가 노벨상 수상 명단에서 빠지자, 밴팅은 처음에 상 받기를 거부했어. 결국 자기가 받은 상금을 베스트와 나눠 갖기로 하고 상을 받았는데, 매클라우드 교수 또한 연구에 큰 도움을 준 생화학자 콜립과 자기 상금을 나눠 가졌지.

　　게다가 두 사람은 연구를 할 수 있는 장소와 재료를 제공해 준 토론토 대학교에 인슐린에 대한 특허를 단돈 1달러에 넘겼어. 더

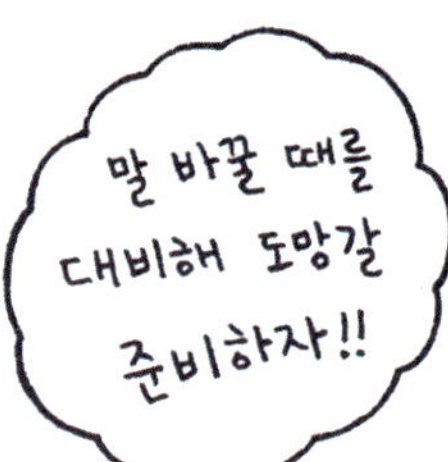
말 바꿀 때를
대비해 도망갈
준비하자!!

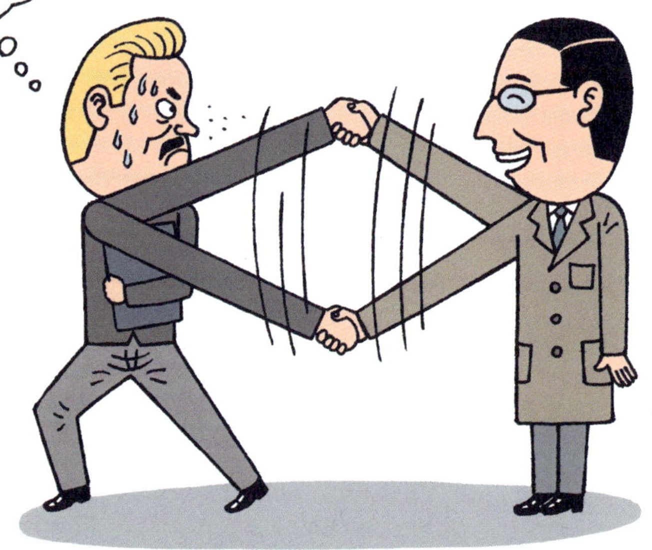

많은 사람들이 인슐린을 통해 치료를 받기를 원했기 때문이지.

밴팅은 역사상 최연소의 나이(당시 32세)에 노벨상을 탔어. 또 노벨상 수상자에게 주어지는 명예와 상금을 당연하다는 듯 베스트와 나눠 가졌고, 어마어마한 돈을 벌어들일 수 있는 특허를 선뜻 내놓기도 했지. 자, 이쯤 되니 슬슬 밴팅에 대해 궁금해지지 않아? 평범한 의사였던 밴팅은 어떻게 인슐린을 약으로 만들 수 있었을까? 그는 상금과 특허에 욕심을 부리지 않을 만큼 부자였던 걸까?

밴팅은 1891년 캐나타 온타리오 주의 앨리스턴에서 5형제 중 막내로 태어났어. 아버지는 농부이자 독실한 감리교 신자였지. 그는 고등학교를 마친 뒤 토론토 대학교 신학과에 들어갔는데, 신학보다는 의학이 자신에게 잘 맞는다고 생각해서 곧 전공을 바꿨어.

대학에 다니던 중에 1차 세계 대전이 일어났는데, 군대에 의사가 많이 필요했기 때문에 의과 대학을 빨리 졸업할 수 있었고, 1917년부터 1919년까지 군대에서 의무관으로 일했어. 캉브레 전투에서 팔에 부상을 당했는데, 그 와중에도 16시간 동안이나 다친 병사들을 돌보았다고 해. 이러한 공로로 군 훈장도 받았지. 밴팅은 다른 사람들을 도와야 한다는 생각이 항상 컸던 것 같아.

제대 후에는 의원을 열어 환자들을 진료했고, 한 병원에서 외과 의사로서 훈련을 받기도 했어. 의사로 일하면서 많은 돈을 벌었을

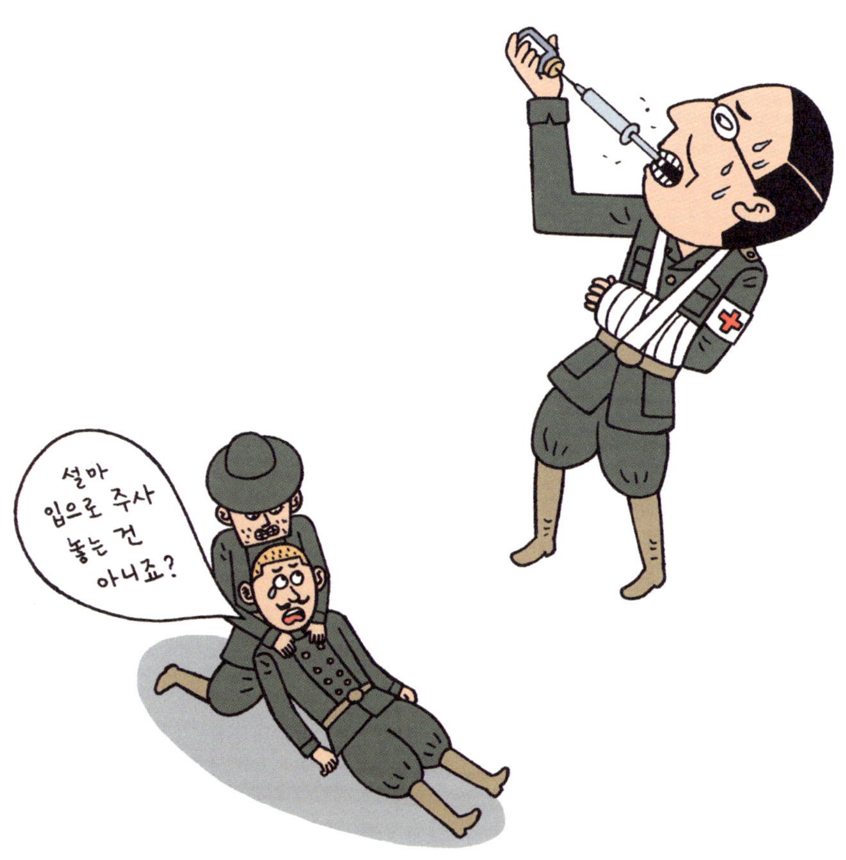

설마
입으로 주사
놓는 건
아니죠?

것 같지만, 그의 의원에는 찾아오는 환자가 많지 않아 수입이 변변찮았다고 해. 결국 밴팅은 웨스턴 온타리오 대학교, 토론토 대학교에서 시간 강사로 일하면서 정형외과학, 약물학 등을 가르치게 되었지. 그전까지 평범한 의사였던 그는 이때부터 당뇨병에 관한 연구를 시작했어. 밴팅이 의학 박사 학위를 받은 건 인슐린 연구를 성공적으로 해낸 뒤 그 공을 인정받은 1922년이야.

밴팅 이전,

당뇨병과
인슐린의 역사

당뇨병은 말 그대로 오줌에 당분인 포도당이 섞여 나오는 병이야. 포도당은 우리 몸의 가장 중요한 동력원으로, 핏속에 항상 일정한 양이 유지되고 있어. 췌장에서 분비되는 호르몬인 인슐린과 글루카곤이 혈당량을 유지하는 역할을 담당하지.

혈당이 높아지면 췌장 세포에선 인슐린이 분비되고, 인슐린은 혈당을 낮추도록 신호를 전달해. 가령 간세포로 하여금 핏속의 포도당을 모아 글리코겐이라는 형태로 묶어 두게 하고, 있는 포도당을 세포들이 더 잘 쓸 수 있도록 돕는 한편, 포도당이 새로 생겨나는 것을 막지. 글루카곤은 혈당이 낮아지면 분비되어 인슐린과 정반대의 작용을 해. 콩팥에서 오줌이 만들어질 때, 포도당은 몸 밖으로 빠져나가지 않도록 거의 대부분 재흡수돼. 찌꺼기가 아닌 영양분이니 말이야.

만일 인슐린이 부족하거나 제 기능을 하지 못할 경우, 혈당이 지나치게 높아져서 포도당이 소변에 섞여 나오는 당뇨병에 걸리게 돼. 핏속에 당이 비정상적으로 많기 때문에 여러 가지 합병증(어떤 질병에 곁들여 일어나는 다른 질병)이 생기게 되지. 예컨대 작은 상처가 나도 살이 썩어 들어 가서 발가락을 잘라야 하는 경우도 생기고, 눈이 멀기도 해. 콩팥에도 이상이 생기는데, 이렇게 되면 몸 안의 찌꺼기를 내보낼 수 없기 때문에 당뇨병은 일단 걸리면 꼼짝없이 죽는 병으로 여겨졌어. 다행히 많은 사람의 노력으로 오랜 시간에 걸쳐 병의 실체가 드러났지.

1869년 독일의 의과 대학생인 랑게르한스는 현미경으로 췌장의 구조를 살펴보다가, 췌장에 소화 효소를 만들어 내는 세포와는 다른 기능을 하는 세포 집단이 있다는 사실을 밝혀내고 이를 랑게르한스섬이라고 불렀어.

1889년 독일의 브뤼셀 대학교에서 일하던 의사 민코프스키와 메링은 췌장을 떼어 내면 개가 당뇨병에 걸리는 것을 확인하고, 췌장이 혈당을 낮추는 물질을 분비한다는 것을 알아냈지. 이후 많은 사람이 그 물질을 췌장에서 분리하여 약으로 사용하려고 했지만, 번번이 실패하고 말았어. 나중에 알려진 사실이지만, 분리하는 과정에서 췌장의 소화 효소가 혈당을 낮추는 물질을 파괴하기 때문에 실패할 수밖에 없었지. 영국의 생리학자 샤퍼는 췌장에서 나오는 이 가상의 물질에 라틴어로 '섬'을 뜻하는 인슐린이란 이름을 붙였어. 그 이름이 오늘날까지 사용되고 있는 거야.

비어 있던

마지막
퍼즐 조각을 맞추다

1920년 10월 약물학 강의를 준비하던 밴팅은 우연히 한 논문을 읽게 되었어. 췌장관을 묶으면 소화 효소를 분비하는 세포는 제 기능을 하지 못하게 되지만 랑게르한스섬 세포는 영향을 받지 않는다는 내용이었지.

'췌장관을 묶으면 소화 효소의 영향을 받지 않고 랑게르한스섬에 있는 혈당을 조절하는 물질, 인슐린을 바로 분리할 수 있지 않을까?' 밴팅은 기발한 생각을 떠올리고 가슴이 두근거렸어. 어떻게 보면 큰 퍼즐의 마지막 한 조각을 맞추었다고 볼 수 있지.

밴팅은 토론토 대학교의 매클라우드 교수에게 편지를 써서 자신의 생각을 설명했어. 처음에 매클라우드는 밴팅의 생각에 시큰

둥했어. 그 분야의 전문가였던 매클라우드가 보기에 밴팅은 당뇨병과 췌장에 관해 아는 것이 많지 않았거든. 하지만 집요한 밴팅은 쉽게 포기하지 않았고, 1921년 봄에는 직접 매클라우드를 찾아갔어. 결국 매클라우드는 두 달 간의 방학 동안 밴팅에게 실험실과 실험용 개를 빌려 주기로 약속했고, 대학원 학생 베스트에게 밴팅의 실험 조교 역할을 맡겼지.

1921년 5월 16일부터 밴팅과 베스트는 실험을 시작했어. 둘은 말 그대로 환상의 짝꿍이었는데, 외과 의사였던 밴팅은 섬세한 기술이 필요한 수술을 잘 해낼 수 있었고, 생리학과 생화학을 전공했던 베스트는 실험을 잘 해냈거든.

그들은 10마리의 개 중 5마리의 췌장을 떼어 내서 당뇨병에 걸리게 하고, 나머지 5마리는 췌장관을 묶었어. 두 달 후에 췌장관을 묶은 개를 마취시켜 췌장을 꺼낸 뒤, 쪼그라든 세포(소화 효소 분비 세포)를 떼 내고 나머지(랑게르한스섬 세포)를 갈아서 당뇨병에 걸린 개에게 주사했어. 예상대로 혈당이 떨어졌고 개의 상태는 몰라보게 좋아졌지.

이 과정에서 전문가였던 매클라우드가 해 준 이런저런 조언들도 큰 역할을 했지. 매클라우드는 같은 토론토 대학교의 생화학자인 콜립에게 연구를 도와 달라고 부탁했어. 췌장에서 뽑아낸 물질을 더 순수하게 분리하면 부작용을 훨씬 줄일 수 있었기 때문이

 주니어 대학

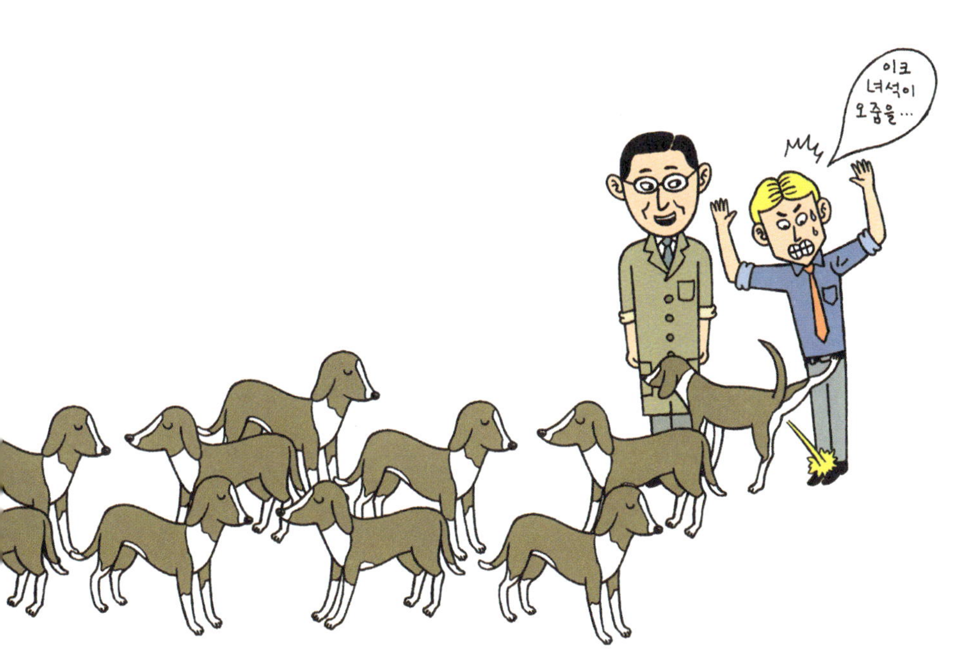
이크
녀석이
오줌을…

야. 콜립은 인슐린이 약으로서의 모습을 갖출 수 있도록 큰 도움을 주었어.

이듬해 1월 11일에는 처음으로 사람에게 실험을 했는데, 심각한 당뇨병으로 죽음을 눈앞에 둔 환자였어. 환자에게 인슐린을 주사했더니, 동물 실험 때와 마찬가지로 혈당이 떨어지고 환자의 상태도 놀랍게 좋아졌지. 이후 몇 달 동안 그들은 수백 명의 환자들에게 인슐린을 주사해서 많은 목숨을 구했어.

바로 다음 해인 1923년, 밴팅은 매클라우드와 함께 노벨상을 받았지. 밴팅의 노벨상 수상은 많은 사람을 놀라게 했는데, 인슐린의 효과가 증명된 지 불과 2년도 안 되었기 때문이야. 이전까지 노벨상은 과학적 업적을 세우고, 몇 년이나 몇 십 년이 지난 뒤에야 주어졌어. 그만큼 인슐린이 인류의 역사에 중요한 약이었다는 뜻이지.

이후 캐나다 정부는 밴팅이 평생 연구를 계속할 수 있도록 연금을 주기로 약속했고, 밴팅은 밴팅 앤드 베스트 연구소를 세워서 암, 규소폐증, 납 중독 등에 관한 연구를 계속했어. 2차 세계 대전 기간에는 전투기 운전 비행사들이 높은 고도에서 기절하는 문제를 해결하려고 노력했지. 안타깝게도 밴팅은 1941년에 일어난 비행기 사고로 50세의 젊은 나이에 세상을 떠났어.

항생제가 인류에게 감염병을 관리할 수 있는 길을 열어 주었다

면, 항상성을 조절하는 호르몬을 발견해 약으로 사용하게 된 것
은 비-감염병도 관리할 수 있는 길이 생겼다는 의미였어. 최초의
당뇨병 약 인슐린은 꼼짝없이 죽고 말았을 수많은 사람의 목숨을
살렸지.

유전자 재조합 기술의 발달로, 1980년대 이래로는 인공적으로
만든 사람의 인슐린을 사용하고 있어. 유전자 재조합 기술을 이용
해서 대장균이 사람의 인슐린을 만들게 해. 동물에서 추출한 인
슐린보다 많은 양을 값싸게 만들 수 있고, 부작용도 훨씬 적지.

1940년대 이래로 인슐린 외에 혈당을 낮추는 효과를 가진 약들
이 많이 개발되었어. 췌장 세포를 자극해서 인슐린을 분비하도록
하는 약도 있고, 세포들로 하여금 포도당을 잘 활용하도록 해서
혈당량을 낮추는 약도 있지. 이런 약들이 개발되면서 당뇨병은 이
제 어느 정도는 관리가 가능한 병이 되었어. 물론 이 모든 것은 밴
팅의 연구가 있었기 때문에 가능한 일이지.

3부

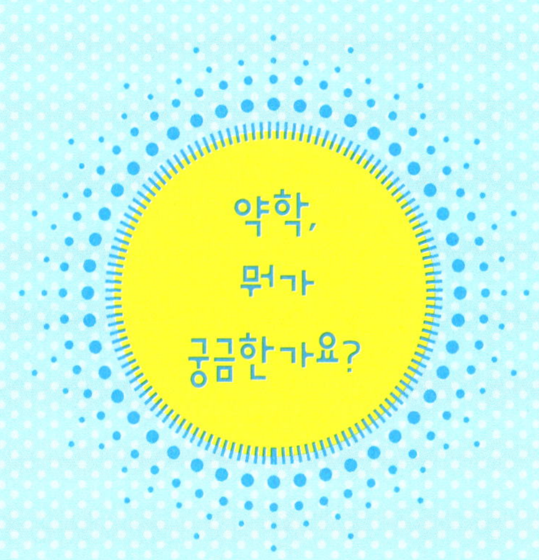

01

약학자는
무슨 일을 하나요?

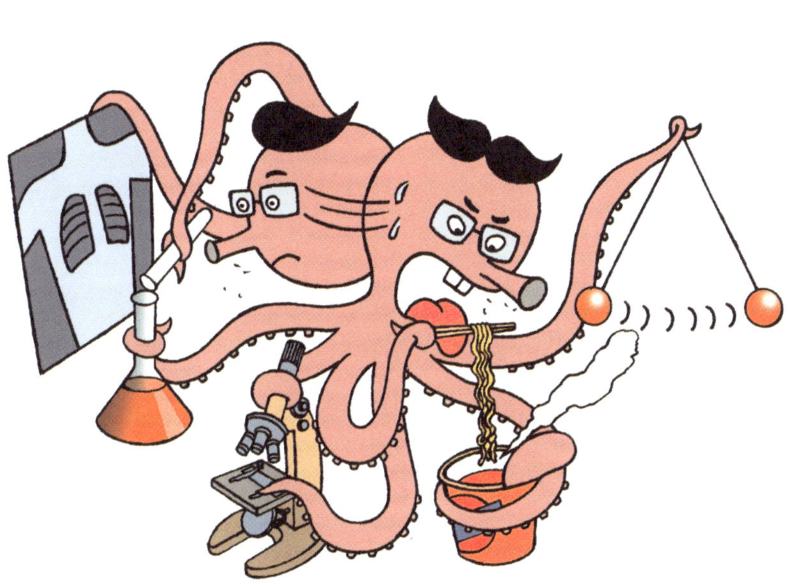

앞에서 살펴본 것처럼 약이란 병을 고치거나 예방하기 위해 사용하는 물질이야. 약학은 약에 대해 연구하는 학문이지. 다시 말해 약을 만들고, 사용하기 위한 지식과 기술을 연구하는 학문이라고 할 수 있어. 약을 만들기 위해서는 먼저 우리 몸과 병에 대해 알아야 하고, 약으로 사용할 수 있는 물질을 분리하거나 합성하기 위해 필요한 생물학과 화학 지식도 쌓아야 해. 또 효과는 높고 부작용은 적으면서도 사용하기에 편리한 약의 형태를 만들기 위해 물리학에도 정통해야 하지. 그 때문에 약학은 일종의 종합 과학이라고 할 수 있어.

약학자는 약을 만들 뿐 아니라 약을 잘 사용할 수 있도록 도와주는 약사의 역할과 의료 체계에 관해서도 연구해. 이 모든 것에 관해 전문가인 약학자는 한마디로 만능 재주꾼이라고 할 수 있어. 따라서 폭넓은 지식을 활용해서 종합적으로 생각하는 능력이 매우 중요하다고 볼 수 있지.

항암제를 개발하기 위해서 암에 대해 연구하는 약학자를 예로 들어 볼게. 단순히 암에 걸린 몸에서 어떤 일이 일어나는지만 알아내면 될까? 그렇다면 약학자는 생물학자와 크게 다르지 않을 거야. 약학자는 생물학자와 달리 암의 특성 중에서도 특히 약의 표적으로 삼을 만한 특성을 집중적으로 연구해서 약을 개발하지.

02

약사는
어떻게 해야
될 수 있나요?

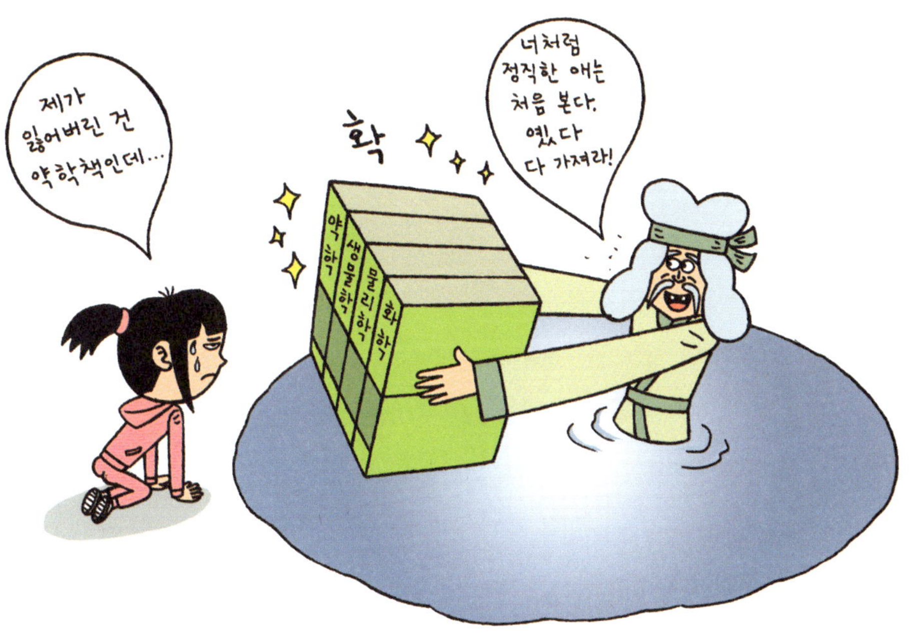

약사뿐만 아니라 의사, 간호사, 치과 의사, 한의사 등 보건 의료에 관련된 일을 하려면 어느 나라에서든 특별한 자격 시험을 거쳐야 해. 사람의 목숨에 직접적으로 영향을 미칠 수 있는 중요한 일이기 때문이지.

약사가 되려면 국가에서 주는 면허가 반드시 있어야만 해. 약사 면허는 약학 대학을 졸업한 뒤, '약사 국가시험'이라는 시험을 치러 통과해야만 받을 수 있어. 이 시험은 매년 한 번 시행되고, 약학 대학에서 배운 내용을 모두 다루지.

2006년까지는 약학 대학에 들어가면 4년 동안 수업을 받았어. 그런데 약사의 전문성을 강화하기 위해 수업 기간을 늘릴 필요가 있다는 의견이 많아지면서 제도가 바뀌었어.

이제는 일반 대학에서 2년 이상 생물학, 화학, 물리학 등 기초 교육을 받은 사람만이 '약학 대학 입문 자격시험(PEET)'을 치를 수 있고, 이 시험을 통과해야만 약학 대학에 입학할 수 있어. 시험은 매년 한 번 시행되고 생물학, 화학, 물리학에 관한 내용을 다루지. 약학 대학에 들어가서 전공 교육을 4년 동안 받은 뒤 '약사 국가 시험'을 치르고 합격하면 약사가 될 수 있어.

하지만 이러한 시험을 통과해야 한다는 사실 자체가 중요한 것은 아니야. 진정한 약사가 되려면 그에 걸맞게 사회적으로 책임 있는 행동을 해야 한다는 사실을 잊으면 안 돼.

 주니어 대학

03

약학을
공부하면
무슨 일을 할 수 있을까요?

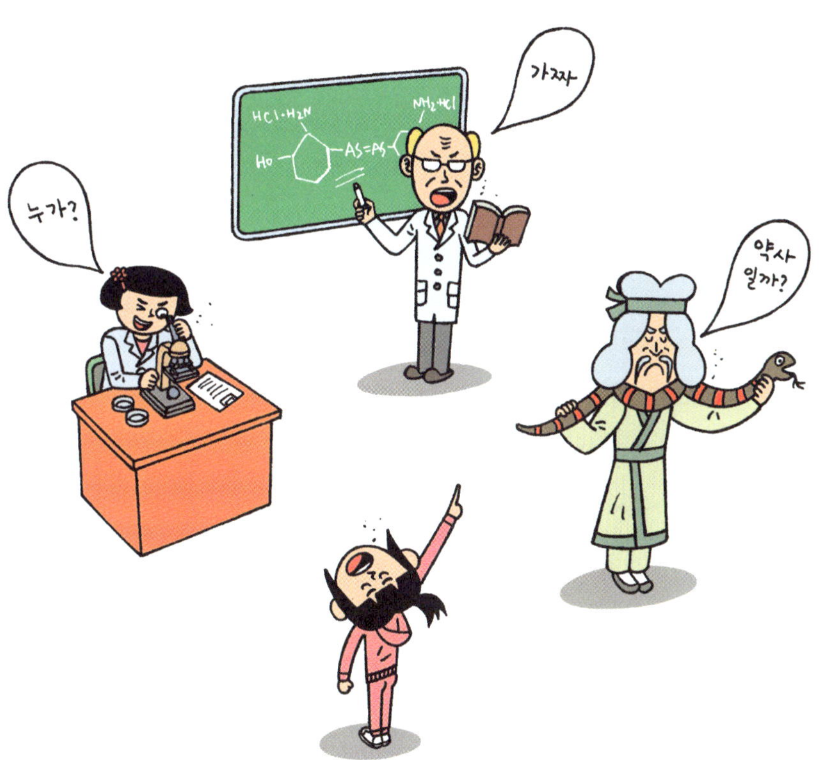

약학을 공부하고 나면 대개 국가시험을 치러 약사 면허를 받고 자신의 적성에 따라 적절한 직업을 선택하게 돼.

'약사'라고 하면 약국에서 일하는 약사가 제일 먼저 떠오르겠지? 약사는 병원에서 받은 처방전에 맞춰 약을 조제해 주고, 가벼운 감기에 걸리거나 배탈이 났을 때 찾아가면 적절한 약을 골라 주지. 또 약을 먹는 데 관련된 다양한 정보를 환자에게 알려 주고, 약이 제 효과를 발휘할 수 있도록 잘 보관하고 관리하는 것도 약국 약사의 중요한 역할이야.

하지만 약사는 '국가의 면허를 받아 약에 관한 일을 맡아보는 사람' 모두를 가리켜. 예컨대 약사는 약국뿐만 아니라 병원, 제약 회사, 도매상, 정부 기관, 대학이나 연구소 등 다양한 곳에서 일을 할 수 있어. 제약 회사에서 약을 만들고 판매하는 것에 관한 일을 하거나, 보건 복지부, 식품 의약품 안전청, 보건소 등에서 약에 관련된 제도를 만들고, 관련 기관들을 관리 감독하는 일을 할 수도 있지. 또 대학이나 연구소에서는 새로운 약을 개발하거나 학문을 발전시키기 위한 연구를 하고, 학생들을 가르치기도 해.

정부 기관, 대학, 연구소에서는 약사 면허가 크게 필요 없지만, 약국이나 병원에서 일하려면 면허가 반드시 있어야 하고, 제약 회사나 도매상 또한 면허가 필요한 경우가 많아.

 주니어 대학

04

영양제는
과연
몸에 좋을까요?

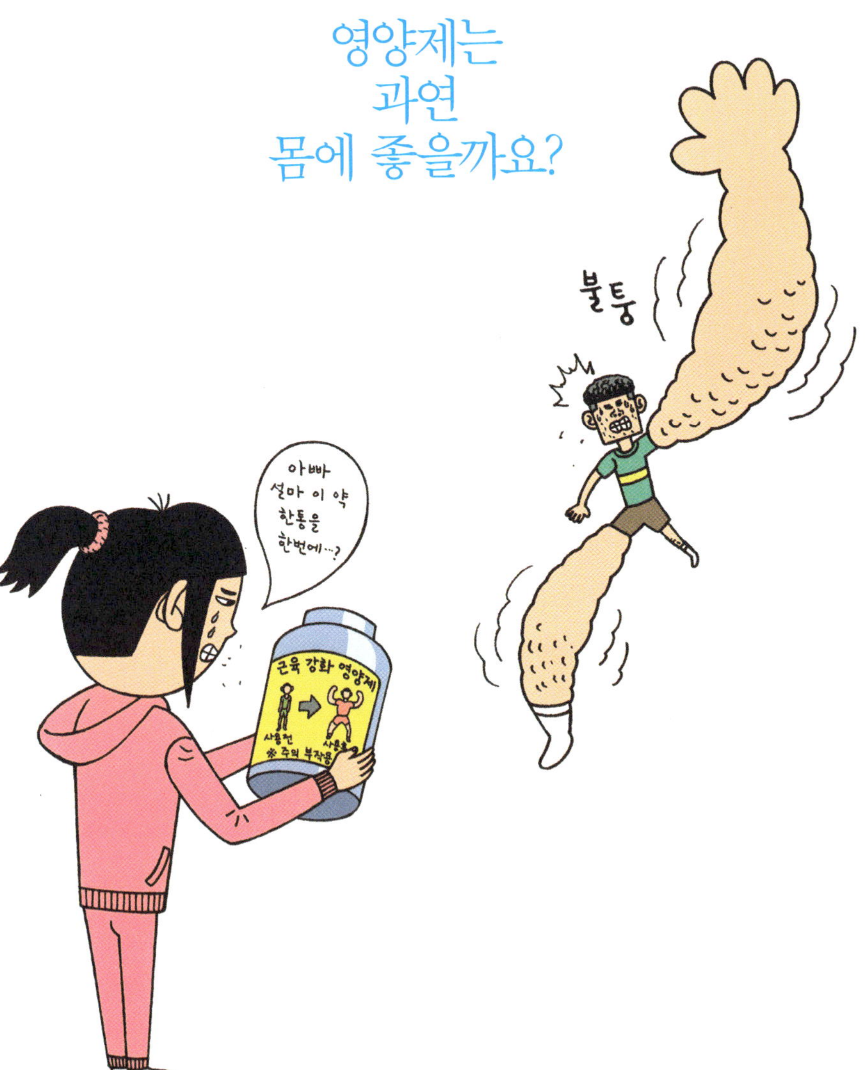

영양제라는 건 영양분을 보충하는 약을 말해. 영양분이란 탄수화물, 지방, 단백질, 비타민, 무기질과 같은 물질이지. 이러한 영양분은 우리 몸이 정상적으로 자라고 기능하는 데 꼭 필요해. 하지만 이들 영양분은 대개 일반적인 식사를 통해 충분히 얻을 수 있어. 편식하지 않고 음식을 골고루 먹는다면 영양제를 먹을 필요가 없는 거지. 다만 특정 영양분이 부족해질 수 있는 병을 앓고 있다거나, 평소보다 많은 영양분이 필요한 시기에는 영양분을 보충해야 할 수도 있어.

영양분을 필요 이상 먹는 경우 부작용이 나타날 수도 있는데, 영양제에는 많은 양의 영양분이 농축되어 들어 있기 때문에 필요 이상 먹을 가능성이 높지. 예컨대 종합 비타민제를 먹으면서 특정 비타민제를 또 먹는 사람들이 꽤 있거든. 영양제의 부작용은 대개 병을 고치기 위한 약의 부작용보다는 덜하지만 꽤 심각한 경우도 있어. 가령 비타민 A를 필요 이상 먹으면 시력이나 간 기능에 이상이 생길 수 있고, 임산부의 경우 아기에게 기형이 나타날 수 있지.

영양제와 다른 약을 함께 먹는 경우에도 부작용이 클 수 있어. 비타민 E를 필요 이상 먹으면 피가 잘 굳지 않게 되는데, 이때 아스피린을 함께 먹으면 같은 작용이 더해져서 위험할 수 있지. 그러니 여러 영양제를 한꺼번에 먹지 않도록 하고, 내가 먹는 영양제의 성분에 대해서도 확인할 필요가 있어. 영양제와 다른 약을 함께 먹게 될 때는 의사나 약사 선생님과 상의를 하는 것이 좋겠지.

한편 글루코사민, 스쿠알렌, 코엔자임Q10, 키토산, 프로폴리스 추출물 같은 기능성 식품을 영양제라고 부르는 경우도 있어. 약은 병을 고치거나 예방하는 효과를 가진 물질이지만, 기능성 식품은 우리 몸의 기능에 도움이 되는 것으로 알려진 식품의 한 종류야. 간혹 기능성 식품을 먹으면서 병을 고칠 수 있다고 믿는 사람들이 있는데, 제대로 된 치료를 소홀히 한다면 위험한 일이지.

05

공부
잘하는 약,
믿을 수 있을까요?

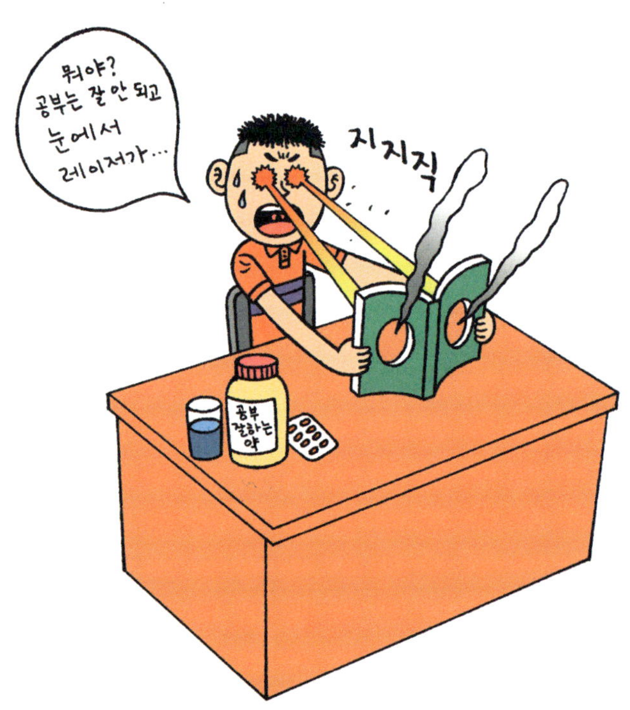

혹시 '공부 잘하는 약'이라고 들어 봤니? 이른바 '공부 잘하는 약'으로 잘못 사용되고 있는 약은 사실 ADHD(주의력 결핍 과잉 행동 장애)를 치료하기 위한 약이야. ADHD에는 유전적 요인, 사회 환경적인 스트레스 등 다양한 요인이 영향을 미친다고 알려져 있지만, 아직까지 정확한 원인이 밝혀지지 않았어. 따라서 이 약이 ADHD에 효과가 있는 이유 또한 확실하지 않지.

현재까지 알려진 바로는 뇌 속의 도파민과 노르에피네프린이라는 신경 전달 물질(신경 세포에서 분비하는 신호 전달 물질)들의 양을 늘려서 중추 신경계를 흥분시키기 때문에 주의력을 높이는 효과를 나타낸다고 추측되고 있어.

그런데 이 약은 ADHD로 진단된 어린이들의 주의력을 높이는 효과는 관찰되었지만, 학습 능력을 높이는 효과는 증명되지 않았어. 또 행동 치료 등 다른 치료법보다 더 나은 효과를 보이지도 않았지.

게다가 이 약은 심각한 부작용과 중독성을 일으키는 것으로 알려져 있어. 환각이나 망상, 공격성 행동, 틱 장애에서부터 불안, 과민성, 불면증에 이르기까지 다양한 부작용이 보고되었지. 또 심장이 약한 사람이 먹었을 때 갑작스럽게 죽음에 이른 경우도 있었어. 동물 실험에서는 ADHD 증상이 없는 정상 동물에 사용된 경우, 뇌 발달에 나쁜 영향을 미치는 것으로 나타났지.

아토피를
고칠 수 있는
방법은 없나요?

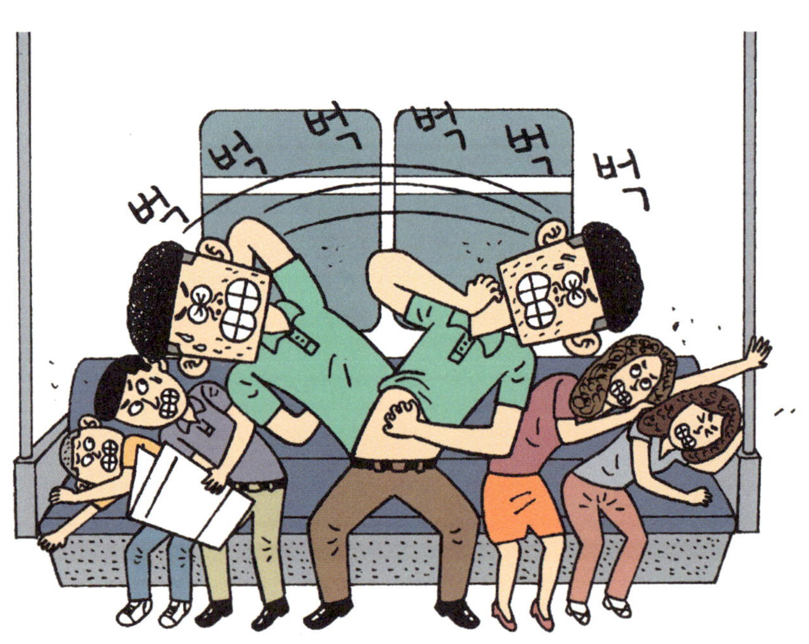

흔히 아토피라고 부르는 아토피 피부염은 피부가 몹시 가렵고 건조한 증상을 나타내는 만성 피부염을 말해. 가려워서 자꾸 긁다 보면 피부가 두꺼워지면서 까칠까칠해지지. 알레르기 비염, 기관지 천식과 마찬가지로 알레르기 질환의 한 종류야.

알레르기는 면역 세포가 어떤 물질을 만났던 것을 기억하고 있다가 다음번에 같은 물질을 만났을 때 과민하게 반응해서 일어나는 현상이야. 일종의 면역 반응이지. 미생물에 대한 면역 반응과 달리 먼지, 꽃가루, 애완동물의 털 등 큰 해가 없고 흔한 물질에 대해 반복해서 과민한 반응을 일으키기 때문에 문제가 돼.

그렇다면 왜 과민한 반응이 일어나는 걸까? 알레르기 질환은 아직까지 그 원인이 명확하게 밝혀지지 않았어. 유전적 요인도 영향을 미친다고 보고, 과거에 비해 늘어났다는 점이나 산업화된 나라에서 더 나타난다는 점 때문에 환경적 요인도 영향을 미친다고 추측되고 있지.

어쨌든 아토피를 고칠 수 있는 방법은 아직 없어. 현재 사용되는 아토피 약들은 모두 증상만 줄여 주는 약이지. 가려움증을 줄여 주는 항히스타민제, 전반적인 면역 반응을 억제해서 염증을 줄여 주는 스테로이드제 등이 아토피 약으로 쓰여.

항히스타민제는 상대적으로 부작용이 적은데 스테로이드제는 부작용이 다양하고 심각한 것도 많아. 가령 세균이나 곰팡이에

쉽게 감염되기도 하고, 오랫동안 사용하면 아토피가 도리어 더 심해질 수도 있지. 따라서 다른 약이 효과가 없는 경우에만 최소한으로 사용해야 해.

지금으로선 치료법이 없다는 점에서 아토피는 예방이 최선의 대책이라고 할 수 있어. 알레르기를 일으키는 음식을 먹지 않고, 집 먼지를 없애기 위해 카펫이나 침대, 커튼, 천으로 된 소파 등을 치우는 것도 좋은 방법이야.

하지만 환경적인 요인들은 나의 노력만으로는 완전히 피할 수 없고, 사회적인 노력이 반드시 필요해. 예컨대 건강한 음식과 공해를 줄일 수 있는 물건들이 만들어져야 하고, 누구나 그런 음식과 물건들을 누릴 수 있어야 하는 것이지.

07

감기에
걸렸을 때
약을 먹는 게
좋은가요?

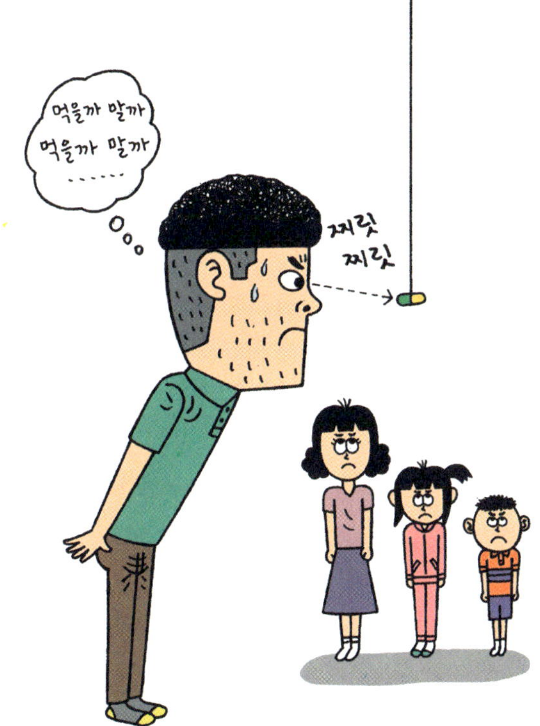

아무리 안전한 약이라고 해도 부작용이 없는 약은 없어. 아주 드물지만 흔히 쓰는 해열 진통제나 항생제를 먹고 아나필락시스 쇼크, 스티븐스 존슨 증후군과 같이 죽음에 이를 수도 있는 심각한 부작용을 겪는 사람들이 있지. 이런 부작용은 예측하기가 힘들기 때문에 특히 주의해야 해.

앞서도 말했듯이 감기는 대개 1~2주일만 지나면 우리 몸의 면역력에 의해 저절로 낫는 병이야. 감기약은 단지 증상만을 줄여 줄 뿐, 감기를 낫게 하거나 앓는 기간을 줄여 주지도 못하지. 그러니 감기약은 꼭 먹을 필요가 없어. 약을 먹을 때에는 항상 약을 먹어서 얻게 되는 것과 잃게 되는 것을 잘 따져 봐야 해. 의사나 약사 선생님도 이런 것들을 따진 뒤에 약을 지어 주는 거야.

간혹 "감기에 걸렸을 때 항생제를 먹으면 빨리 낫는다."고 믿는 사람들이 있는데, 틀린 말이야. 감기는 바이러스에 의해 생기는데, 항생제는 세균을 죽이거나 자라지 못하게 하는 약이기 때문이지. 합병증을 막겠다고 미리 항생제를 먹는 것은 효과도 없고, 항생제 내성균이 생길 가능성을 높일 수 있기 때문에 절대 하지 말아야 해. 물을 많이 마시고, 영양이 풍부한 음식을 먹으면서 푹 쉬는 것이 면역력을 높여 감기를 빨리 이기는 데 도움이 될 수 있어.

08

특허 제도는
왜 있나요?

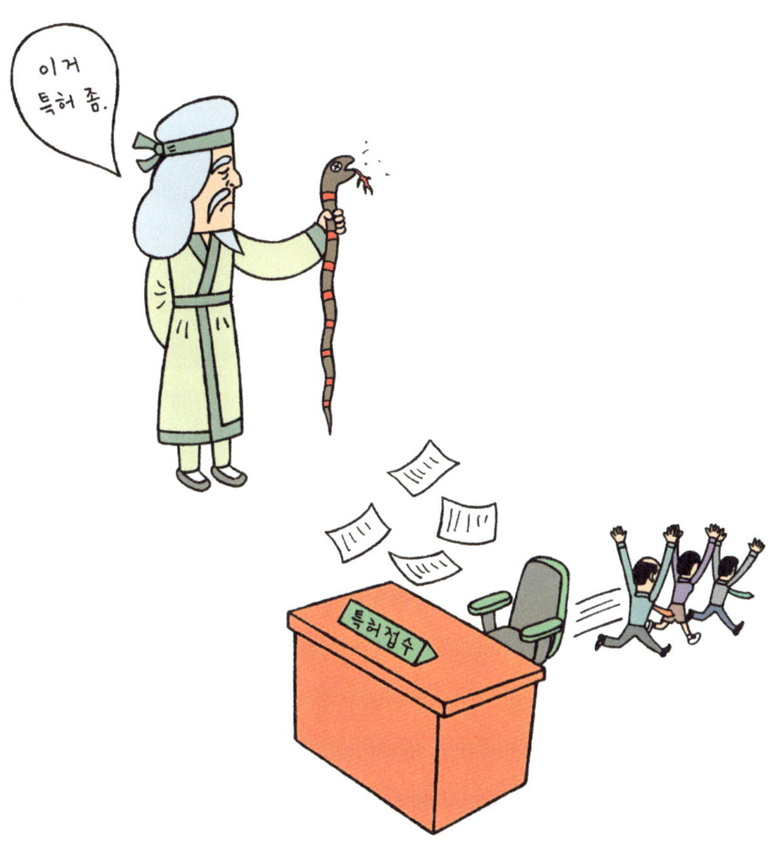

특허를 보장하는 한 가지 이유는 특별한 권리를 보장받지 못한다면 새로운 발명을 할 마음이 들지 않을 수 있기 때문이야. 특히 발명에 많은 시간과 노력, 돈이 들어가는 경우라면 더더욱 그럴지도 모르지.

또 다른 이유는 이렇게 권리를 보장해 줌으로써 중요한 기술이나 물건들이 등록되도록 이끌 수 있다는 거야. 자칫하면 발명한 사람이 무덤까지 가지고 갔을 기술이나 물건을 세상에 알리고 특허 기간이 끝난 뒤에는 모든 사람에게 널리 알려 줄 수 있어.

특허권은 발명을 한 사람을 이롭게 하기 위한 목적이 아니라, 특허를 보장해 주는 것이 사회에 이로울 것이라고 기대하기 때문에 생겨난 거야.

그렇다면 특허가 실제로 기대한 만큼 제 역할을 하고 있을까? 현재의 특허 제도는 그렇지 않은 경우가 많아. 아무리 특허권을 보장해 준다 하더라도 실제로는 많이 팔리거나 비싸게 팔릴 약만 만들어지는 경향이 있거든. 또 특허를 가지고 있는 제약 회사들은 갖은 방법을 동원해서 특허 기간을 늘리고, 그 내용도 공개하지 않으려 하지.

결국 정작 필요한 약은 만들어지지 않고, 약값은 비싸며, 비슷한 연구가 반복되거나, 새로운 약을 만들기가 더 어려워지는 거야. 이런 이유로 특허 제도를 반대하는 사람들도 많아. 사실 혼자만의 힘으로 뚝딱 만들어 낼 수 있는 약은 이 세상에 없기 때문에, 특허라는 것 자체가 이루어질 수 없다고도 볼 수 있어.

최초로 소아마비 백신을 개발하고도 특허를 선뜻 내놓았던 미국의 의학자 소크는 "태양에 대해 특허를 신청할 수 없다."는 유명한 말을 남겼지.

09

약이 필요한
가난한 나라 사람들을
어떻게 돕나요?

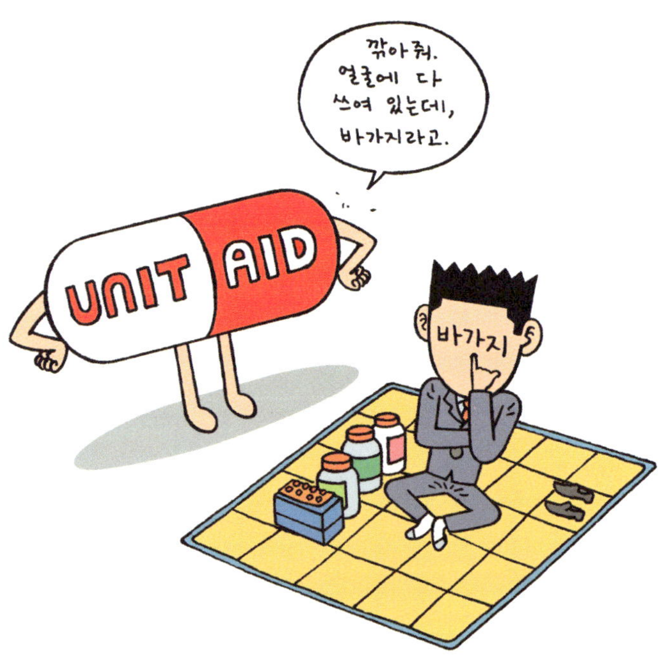

현대에 약은 사고파는 상품이 되어 버렸어. 어떤 사람이 약을 얼마나 필요로 하는가가 아닌 약을 얼마나 살 수 있는가에 따라 약이 분배되고 있지. 가난한 나라 사람들은 건강에 영향을 미치는 여러 가지 환경이 나쁘기 때문에 약이 더 필요한데도, 약을 제대로 쓰기는 더 어려운 형편이야.

다행히 국제기구들의 노력이 이어지고 있어. 2002년에 만들어진 '에이즈, 결핵, 말라리아와 싸우기 위한 국제 기금(GFATM)'은 세 가지 질병을 예방하고 치료하기 위한 기금을 모아 돕고 있어. 2006년에 만들어진 '국제 의약품 구매 기구(UNITAID)'는 가난한 나라가 치료약을 더 싸게 살 수 있도록 지원하지.

하지만 국제기구를 통한 도움은 근본적인 해결책이 될 수 없어. 만일 이들 기구에 돈을 기부하는 부자 나라, 부자 회사들이 마음을 바꿔 버리면 어떻게 될까? 그러니 가난한 나라 사람들이 스스로 문제를 해결할 수 있도록 돕는 더 근본적인 방법이 필요해.

우선은 이런 병에 걸리지 않도록 사회의 전반적인 환경이 나아지도록 개선해야겠지. 그리고 각각의 나라가 질병에 대처할 충분한 능력을 키울 때까지 부자 나라들이 횡포를 부리지 않아야 해. 하지만 '세계 무역 기구(WTO)'는 전 세계 가입국들이 최소 20년 이상의 특허 기간을 보장하도록 강제하고 있어. '유럽 연합(EU)'은 인도와의 '자유 무역 협정(FTA)'에서, 특허 기간은 늘리고 특허 자료를 공개하지 않아도 되도록, 인도의 특허법을 바꾸라고 요구하고 있지. 이미 특허를 많이 보유한 부자 나라들에게는 이러한 규정들이 유리하겠지만, 기술 발전에서 뒤처져 있고 부자 나라들의 기술을 배워야만 하는 가난한 나라들한테는 불공평한 규정들이야.

10

약을 먹을
권리를 위해
정부는
어떤 역할을 하나요?

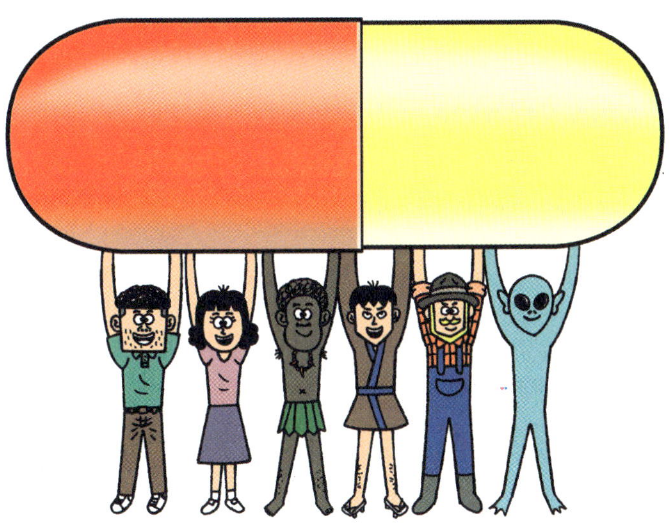

아무리 약이 사고파는 상품이 되어 버렸다 해도 약을 먹을 수 있는 권리는 누구나 보장받아야만 해. 약은 건강, 나아가 죽고 사는 문제에까지 직접 영향을 미치는 중요한 물건이기 때문이야.

약을 쓸 권리를 보장하는 역할은 각 나라의 정부가 맡고 있어. 안전하고 효과적이면서 질 좋은 약이 만들어지고 적절하게 사용될 수 있도록 제도를 만들고, 제약 회사, 병원, 약국을 관리하는 것은 가장 기본적인 역할이야.

또 제약 회사가 약값을 지나치게 비싸게 매기지 않도록 제한하고, 효과는 좋으면서 값싼 복제 약들이 많이 만들어지고 사용될 수 있도록 지원하기도 해.

건강 보험 제도를 운영하는 것도 중요한 일이야. 기업이 운영하는 보험은 이익을 목적으로 하기 때문에, 약을 많이 먹어야 하는 아픈 사람들은 가입하기도 까다롭고, 보험료도 많이 내야 해. 하지만 정부가 운영하는 건강 보험은 국민이 경제적 어려움 없이 약을 먹을 수 있게 하는 것을 목적으로 하기 때문에, 모든 국민이 자동으로 가입돼. 매달 버는 액수에 따라 보험료를 내도록 되어 있어. 버는 돈이 많으면 많이, 적으면 적게 건강 보험료를 내지만 혜택은 필요에 따라 똑같이 받지.